SHODENSHA
SHINSHO

尿病になる人　痛風になる人

田　潔

祥伝社新書

大味田 淮

諸民族における諸国における分化人

はじめに

糖尿病と痛風の本のお話をいただいた時、真っ先に思い出したのは患者さん方の顔でした。ニコニコしている顔ではなく、途方にくれて疲れているような表情の顔でした。自分の体の数値が正常値を超えていないかハラハラしている顔、悪い数値にがっかりする顔、一生懸命やっているのに残念だった顔……。

医療機関は目の前の数値を改善すべく、いろいろなことを「急いでやって」とせかします。もっと良くするために、もっと良くするために、と追いたてられているようです。

神経内科医の私は、日頃からそういった状況に違和感を感じていました。脳や体にもともと備わっている仕組みを利用すれば、無理なく改善を進めていけるのではないかと考えていたからです。

糖尿病と痛風を引き起こす原因として、まず第一に挙げられるのが、最近よく聞く言葉ですが、メタボリックシンドロームと呼ばれる体の状態です。

メタボリックシンドロームの対策は、体を守ることになります。脳を守ることにつながり、アルツハイマー病の予防にもつながるかもしれません。高齢者が増える日本では、健康的に年老いることが重要です。体内環境を悪化させる生活習慣や食事は「食・環境ストレス」と呼ばれ、集学的な研究が国家プロジェクトとして進められています。

採血の数値は、血液中を流れる天文学的な種類の物質のほんのひとにぎりのデータにしかすぎません。現在は計測できないデータの値が、運命をにぎる真実の値かもしれません。たとえば、メタボリックシンドロームの鍵をにぎる脂肪細胞から豊富に分泌されるホルモン、たとえばアディポネクチンは通常の外来では計測できません。

全体でバランスを取り合っている体の仕組みを知らずに、何とかしようと食事を変えてみたり、ちょっと運動してみたりするけれど体重も減らなくてがっかりするのは当たり前のことです。仕方なしに、通信販売で「やせる簡単な方法」や「便利なサプリメント」を買ってみたりしても、体重が減った分、疲れやすくなったり、免疫力が落ちたり、リバウンドしたりするだけです。

東日本大震災の後、私たちは節電、循環型社会などのエコロジーに目覚めたはずです。自然の豊かさがなければ命を紡《つむ》ぐことができないことにも認識を新たにしました。ところが、自分の体のエコロジーは上手《うま》くコントロールできなくて、糖尿病や痛風が悪化していってしまっています。

私は、医療機関から薬をもらうだけの治療を、いつも歯がゆく思っています。薬が要《い》らなくなる体に変われば、受診しなくてよくなります。究極のエコロジーです。たとえ薬で採血の数字合わせをしたとしても、体内環境をよくしなければ合併症のリスクの低下も限定的です。

私たちは、生き物としての自然の仕組みの上で生《い》かされています。太古の昔から、あまり変化していないメカニズムを引き継いできました。その体の仕組みに沿って、日常的なものを利用していけば、あまり疲れないで問題を解決することができます。運動してお腹がへるのは大昔から当たり前のことなのに、それを否定されては気持ちがへこみます。辛くないように工夫すればよいだけです。

本書では、メタボリックシンドロームの本にはあまり登場しない脳や神経の話にも触れました。人間の習慣や行動は、脳が作り出しているからです。運動にも脳が関わってきます。脳と神経がメタボリックシンドロームを作り出しているといっても、過言ではありません。逆にメタボリックシンドロームを改善することは、脳を守ることにつながります。

同時に、古代より日本では、魚などの海洋由来の良質な脂肪とタンパク質や野菜を摂取してきました。それは、脳を守る食事でもありました。

本書には通常はあまり目にしない専門的な言葉も登場しますが、慣れれば問題ありません。今後マスコミを通して市民権を得ていく言葉もあるでしょう。「食・環境ストレス」をできるだけ減らして、健康的な体で人生を歩んでいけるように頑張《がんば》っていきましょう。本書がそのきっかけになれば幸いです。

この本の要点は、以下の7つです。

1　脳が主役

2　脂肪細胞から常に分泌されるホルモン、アディポサイトカインが鍵をにぎる
3　糖尿病はフロー、尿酸はプール
4　食事は低炭水化物、植物油を減らしてω3（オメガスリー）
5　筋肉を改良し活性化
6　アルコールを減らして、タバコを止める
7　サーカディアンリズムを大切にする

メタボリックシンドロームの体を、自分磨きのメソッドに変えるお金のかからないメソッドがこの本に書かれています。ぜひご一読の後、実践してみてください。

二〇一二年十月

大和田《おおわだ》　潔《きよし》

目次

第二章　糖尿病について　51

第一章　知っておきたい糖尿病と痛風の基礎知識

1　増えている糖尿病と痛風

普通に暮らせば、みんなメタボリックシンドローム

まずは、少し太りがちな40代半ばの会社員の方を通して、その生活をのぞいてみることにしましょう。

彼は前日の疲れが少し残ったまま、目覚まし時計に起こされます。顔を洗い、身支度を整えネクタイをしめると、沸《わ》かしていたお湯でインスタントコーヒーを入れました。ちょっと寝坊してしまったので慌ててのどに流しこむと、カップをテーブルに置き、急いで駅に向かいます。

ホームに到着した電車は満員電車。自分の周りの乗客に押されながら、その日のうちに回らなくてはならないお得意様の顔を思い浮かべます。愛想《あいそ》の良い人も、頭を下げなくてはいけない人もいて、少し胃が痛くなります。お得意様の顔を思い浮かべているうちに、昨日やってしまったちょっとしたミスで上司からお小言《こごと》をもらってしまったことを思い出します。

会社に到着すると、すでに自分の机の上に何かメモが置いてあります。追加の仕事の指令でした。朝から気が重くなります。とりあえず、廊下に置いてある自動販売機に行き、栄養ドリンクと清涼飲料水を買いましたが、清涼飲料水をその場で飲みほしました。パソコンと書類をかばんに詰めると、会社の車でお得意様まわりの開始です。彼は、右手でハンドルを操作しながら、左側にいつも置いてあるコーヒー飴《あめ》の袋を手探りしました。飴をなめ始めてしばらくすると、最初の訪問先の会社が見えてきました。

食欲の魔力に負けてしまう

彼は、なんとか午前中に回るべき会社を回り終えました。予想以上に仕事がはかどって、少しウキウキです。今日は、ちょっとだけ贅沢《ぜいたく》してカツ丼を食べることにしました。次の訪問先までに、いつもよりも時間があります。途中にある老舗《しにせ》の美味《おい》しいカツ丼屋に入りました。朝、何も食べていなかったこともあり、お腹が空《す》いています。

彼は、自分へのごほうびと考え、カツが大きくてご飯も大盛りの「スペシャル・カツ丼」を注文しました。セットになっている味噌汁を飲みながら一気に食べる熱々《あつあつ》のカツ丼は美味しいものです。少し食べ進めると、味が単調になってきたので、お店においてある特性のソースを足しながらなおも食べ進めました。午後への活力が湧きます。車に乗り込むと午後一番のお得意様へと向かいました。

夕方、会社にもどり、上司に仕事の報告をします。一番懸念されていた、問題だった会社の訪問も無事終えることができました。「世の中は、案ずるより産むがやすしだよ」と上司に言われたときには、少しホッとしました。

そんな時、携帯のバイブレータがブルブルいいました。表示に従ってアプリを起動すると、万歩計が今日の目標達成が難しいことを知らせています。「まだ、2000歩も歩いていないものな」数カ月前の検診の時に、運動不足を産業医から指摘され、一日に少なくとも5000歩ぐらいは歩けるだろうと思って最低ラインを4000歩に設定していたのです。夕方になっても半分にも届いていませんでした。「車移動だから、毎日の目標達成はむりだな」と、汗だくで小太りな自分をなぐさめます。

アルコールの誘惑

「仕事、終わりそうなんだろ。今日、一杯どうだい？」と、同僚が後ろから肩をポンとたたきました。「俺は、会社にカンヅメになってしまって、昼飯カップラーメンだったんで、飲みに行きたい気分なんだ」「そうだな、こっちのほうはうまく片付いたし、飲みに行くか」彼は答えました。

「ところで、お前、この前の検診で、肝臓の数字わるかったんだろ？」「そうなんだよ。俺、酒あまり飲まないの知ってるだろ？　先生にもそういったんだ。そしたら、運動しろってさ」「なんだ俺と一緒じゃないか。ま、いいか。じゃ、いつものところで」彼は親指を立てて、外を指さしながら言いました。「さっさと最後の仕事しあげようぜ」

「こっち、こっち」彼が行きつけの居酒屋に入ると奥のほうで友人が手を振っておいでをしています。小さなテーブルの前に座ると、目の前には熱々のモツの煮込みから湯気が立ち上っていました。「とりあえず、中生ビール」彼は店員さんにオーダーをしました。

店員さんが「今日は、北海道フェアで、国産薄切りステーキがいつもの半額の800円ですよ。この半額の値段で、季節の甘いマッシュポテトもついてきますよ」と悪魔の誘いをささやきます。「さらにおまけとして、美味しい牛乳で作ったアイスがデザートでつきます」

「今日は、ご飯大盛りのカツ丼を昼に食べたからいいや。あんまり動いていないし」と彼は断わりました。

食事の後にまた食事

仲間との酒は楽しいものです。レバーやモツの串焼きや、焼き鳥をつまみに日本酒も進みます。彼は、塩辛《しおから》や酒盗《しゅとう》といった塩辛いものも大好きでした。特に今日は、仕事が少しうまくいったこともあり、気分がよくなってきました。お腹がちょっと空いてきました。そういえば、「ステーキが半額だったな」と思い出しました。

大学時代、運動部だった彼は、仲間と食べ放題の焼肉屋で肉をお腹いっぱいになるまで食べ続けたことを思い出していました。おまけのアイスクリームも美味しそうです。

アルコールがあまり飲めない友人も、食べたいと言っています。「俺はあまり飲めないから、食べ物でもとをとらなくっちゃ。割り勘だし」「じゃ、オーダーするか」

彼は店員さんを呼びました。お酒が進む日は、食事も美味しいものです。「食べ物が美味しいというのは、元気な証拠だ。大学生の時の量に比べたら、微々《びび》たるものだし。今日は、お店の戦略にマンマとはまることにするか」と彼は思いました。

ステーキもアイスも食べて、ちょっとお腹いっぱいになって良い感じです。友人との楽しい会話をつまみにして、お酒は焼酎の水割りになっています。時間も遅くなってきました。

「あー遅くなって、またお腹へっちゃったなぁ。板ワサか、あたりめぐらいを頼もうか……」と思っていたその時、店員さんがやって来ました。

「ヘルシーなザルソバいかがですか？　うちの店主、こう見えてもソバが打てるんですよ。うちで作っているのでお安くできます。お二方分で、お一方分の値段にさせていただいた上に大盛り無料です」

「お、いいね。ソバってお酒に合うんだよね。ラーメンよりカロリー低めでいいんじゃない？」と友人もすすめます。

「ソバならヘルシーでいいか。じゃ、お願い」と言って、彼はにっこり笑いました。

「ああ、明日も胃がもたれるかもしれないな。お酒もたくさん飲んじゃったし、午前中はギリギリ出社でのんびり働くか……」と、ぼんやりした頭で考えました。

2 サイレントキラーとメタボリックシンドローム

糖尿病とサイレントキラー

読者の皆さんには、一生懸命働いている彼の後ろにひたひたと忍び寄るサイレントキラーが見えましたか？　サイレントキラーは「静かなる殺し屋」という意味です。足音もなく近寄ってきて、ターゲットの命を奪うという恐ろしい殺し屋です。

メタボリックシンドロームの一つである糖尿病は、増加の一途をたどっています。

厚生労働省の調査結果（平成18年　国民健康・栄養調査結果の概要について）では、

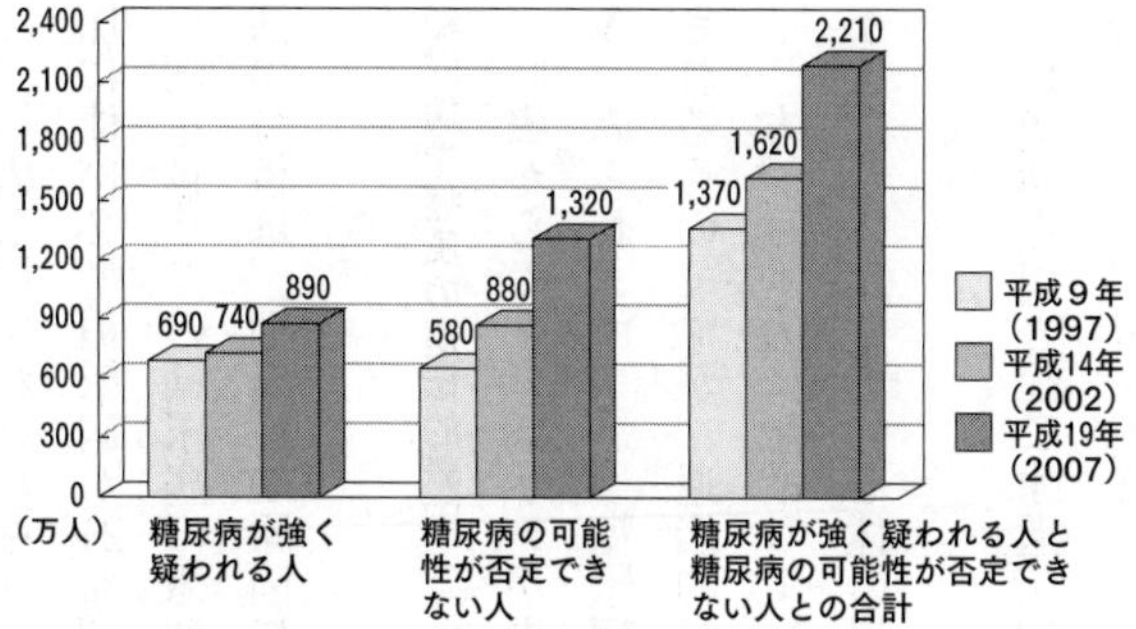

図１　糖尿病も糖尿病予備軍も増加している（「平成19年国民健康・栄養調査結果の概要について」より抜粋）

糖尿病が強く疑われる人は約８２０万人。糖尿病の可能性が否定できない人は約１０５０万人、合わせて約１８７０万人と推定されています。１９９７年ではそれぞれ約６９０万人、約６８０万人とされていましたので、倍増しています。１９５５年に比べると、30倍に糖尿病は急増しています。ここ10年間でも急増しています（図１）。40歳以上の壮年期では、男性の２人に１人、女性の５人に１人が、メタボリックシンドロームが強く疑われるか、予備軍と考えられています。

２０１１年に実施された香川県の「県民健康・栄養調査」によると、国民平均を大きく超える42・６％の成人男性が糖尿病の有病者またはその予備軍であることが判明しました。また米国では、初めて行なわれた青少年の調査の結果、２００９年までの8年間で肥満患者の増加に伴い2型糖尿病が21％増加していることが判明しました。

　国を越えての糖尿病の激増ぶりがわかります。また、米国や香川県の食事などの生活の分析は、糖尿病の原因についての、何かヒントを与えるかもしれません。

糖尿病や痛風の遺伝的素因

　膵臓《すいぞう》からのインスリンがまったく作られなくなってしまう1型糖尿病は、欧米人に多くみられます。1型糖尿病は、膵臓の細胞を自分で攻撃してしまうために引き起こされるものですが、遺伝的素因が強く関係しています。

　一方、日本人に激増している糖尿病は2型糖尿病と言われるもので、幾つもの要因が重なって起きてくる体の異変です。日本人のインスリン分泌が少ないことも要因の一つです。

　糖尿病を引き起こす遺伝的要素は、さまざまな角度から研究されています。これまでは、インスリンやインスリンの受け皿、体で糖を利用する遺伝子が注目されていました。最近になり、脂肪細胞が糖尿病に強く関係していて、その遺伝的特性に注目が集まっています。さらにメタボリックシンドロームになると複数の悪循環が起きてきて、糖尿病が悪化します。

痛風は、血液中に尿酸が多くなり、発症する病気です。血液中の尿酸は、体で作られる尿酸と、食事に含まれる尿酸の量と、体から便や尿で排泄される尿酸の量の差になります。体で作られる尿酸はメタボリックシンドロームになると増加します。便や尿で尿酸を排泄する能力は遺伝的に決まっています。糖尿病も痛風も、遺伝的な素因の上に環境的な要素が加わって悪化していくと考えてよいでしょう。

サイレントキラーと体の不可逆な変化

食物を食べると脳は幸福感を感じますが、過剰に摂取したエネルギーは真綿で首を締めるように私たちの命を縮めます。

私たちの体は、ケガや病気から回復する力を持っています。ところが、ある一定のラインを踏み越えた大きなケガや病気からは、完全に回復することができません。たとえば、肝臓に脂肪が溜まり障害をきたす「脂肪肝」といった状態であれば、気をつけて生活をすることで回復することができます。

ところが、脂肪肝が悪化して「肝硬変」になってしまうと、慌てて生活を改善しても、回復することができません。回復できるような臓器の状態を可逆性変化、回復できない状態を不可逆性変化とも呼びます。肝硬変だけでなく、血管が詰まってしまって起きる脳梗塞や心筋梗塞は、傷んだ組織が回復することができないため不可逆性の変化です。もとに戻れるような状態の可逆性の状態の時に、悪いところを自覚して回復させていくことが肝心なのです。

メタボリックシンドロームという言葉が登場するようになったのは、サイレントキラーを抱え込まないように、それが近づいてきているようなら遠ざけたり、消し去ってしまうためです。早いうちに自分で自分の体をメインテナンスすることは、それほどの費用はかかりません。

厚生労働省は平成24年に、メタボの人の医療費は、そうでない人と比べて1年あたり8万から12万円も割高であると発表しました。個人の経済負担が軽減するだけでなく、皆が健康を維持することで国の医療費全体が削減されるだろうという社会的な期待もこめられていました。

3　放っておくとどうなるのか

合併症の怖さを知る

糖尿病は、そのまま放っておいたらどうなってしまうのでしょうか。糖尿病を放置すると体の血管が硬《かた》くなったり、目詰まりを起こしてしまうことが一番の問題です。糖尿病の三大合併症として、腎臓《じんぞう》、脳や神経、眼の合併症の障害が有名です。

これらの臓器の障害に対していろいろな治療方法が考えられていますが、いったん悪化しはじめると、その進行が止められないのが悩みの種《たね》です。最悪の場合、腎臓の病変の場合は人工透析、眼の場合は失明となってしまいます。

糖尿病の脳に対する影響は、血管病変による脳梗塞や脳出血だけではありません。後述のようにアルツハイマー病にかかる割合も高くなります。

手足に分布する神経の障害は、末梢《まっしょう》神経障害と言って痛みを感じなくなるために、ケガをしても気づかなくなります。足にケガをしたまま化膿してしまい、糖尿病による免疫力低下と血流低下から切断を余儀なくされることもあります。糖尿病の足のケア（フットケア）を行なう医療者が、独立した専門職になっているぐらいです。

また血管障害は、心臓に行く血管が詰まってしまう心筋梗塞、脳に行く血管が詰まる脳梗塞も引き起こします。太い血管が硬くなり、詰まりやすくなった結果、手や足の血行が悪くなります。そのため、最悪の場合、切断、といったことも起きてきます。歌手の村田《むらた》英雄《ひでお》さんが糖尿病からくる合併症のために足を切断したことは有名です。車椅子で舞台に上がりつづける姿は壮絶なものでした。彼は、心臓のバイパス手術を受けていたことでも知られています。

糖尿病は、日本の死亡率一位のがんとも関連があります。糖尿病は人の免疫力を落とします。免疫機能はインフルエンザや肺炎といった感染症や、がん細胞から私たちの体を守っています。私たちの体には、常にがん細胞も含む不完全な細胞が生まれています。こういった細胞はすぐに免疫細胞がやってきて取り除いてくれますが、糖尿病になってしまうとお目こぼしが多くなります。糖尿病になると、血液中を流れるインスリンやインスリン様成長因子（ＩＧＦ－１）というホルモンが必要以上に増加します。これらのホルモンは、がんを促進することが知られています。

糖尿病の合併症は、どこか一カ所が悪くなるというより、起き始めるといろいろな治りにくい病気が全身的に、しかも同時多発的に進行してしまう厄介さを抱えています。

痛さで動けなくなる痛風

痛風もまた、わずらわしい病気です。痛風の痛さが言葉で表わせるものではないことは、大柄で屈強な患者さんが涙を浮かべる様子を拝見してもわかります。しかも、一回発作を起こしてしまうと、クセになり、何回も、この痛い発作を起こしてしまうことになります。私のクリニックにテレビ局が取材にいらっしゃった時、プロデューサーさんが「うちのスタッフ、痛風持ちが多いのよね。痛風発作が起きると、動けなくなってしまうから損失が大きいのよ」とおっしゃっていました。

実際、昇進がかかっていた海外出張の前日に激しい痛風発作が起きてしまい、泣く泣く大切な出張をライバルに代わってもらったというエピソードをうかがったこともあります。彼は、「だから俺はぜったい、もう痛風発作は起こさない」と今でも治療に専念されています。

尿酸値が高いと、痛風の原因となるばかりではなく、腎臓から膀胱《ぼうこう》へ尿を送る管である尿管内で石になってしまうことがあります。これが尿管結石ですが、激しい痛みは経験しないとわからないものです。高尿酸血症は、結石だけではなく腎臓の障害をきたすことも知られています。

人間は、ここ一番という時に限って具合が悪くなるものです。普段からの準備が大切です。糖尿病も痛風も、きちんと管理しないと生活に大きな障害をきたすことになります。

4　健康のための2つの指針

健康のための7つの習慣

健康のための2つの指針をお示ししようと思います。

1つ目は、2012年4月に97歳で亡くなられた、公衆衛生が専門のブレスロー（Lester Breslow）教授が「ニューヨーク・タイムズ」紙上に遺《のこ》した言葉です。「健康的な習慣と長寿」（Who Linked Healthy Habits and Long Life）という文章の中に記されています。

公衆衛生というのは、人々の健康を保つためにどうしたらよいのかを観察する学問です。理屈ではなく、長い間どんな人が健康的で長生きをするのかを、実際に研究した先生の言葉ですから、重みが違います。

言葉を実証するように、ご本人も長生きでした。他の資料からも少し補ってみるとこうなります。とても簡潔です。

"Seven Healthy Habits"

1 exercising regularly
2 getting regular sleep
3 not smoking
4 drinking moderately or not at all
5 eating regular meals and not snacking in between
6 maintaining a normal weight
7 eating breakfast every day

「7つの健康的な習慣」

1 運動すること。30分ぐらいの運動を週数回行ない、一生懸命歩くこと。
2 きちんと規則正しく寝る。7～8時間は良眠をとること。
3 タバコは絶対にダメ。
4 飲酒は控えるか、飲んでもちょっとだけにする。できるだけ飲まない。

5　食事は回数にかかわらず、毎日決まった時間に規則正しく食べること。間食は控える。

6　体重計なんか忘れてしまいなさい。そのかわり、適切な体重を維持すること。

7　朝食は毎日食べよう。

傑作なのは、体重計の値の変動に一喜一憂なんかしない代わりに増加しつづけることとは避けようという教えです。酒は百薬の長ではなく、控えるべき対象物となっています。そして禁煙。

また、先生の「7つの習慣」に貫かれているのは、規則正しく暮らすという姿勢です。朝食を取り間食を控えるというところにも、それは現われています。厚労省の調査では朝食の欠食は、メタボが悪化する30～40代で増えています。なぜ、この7つの習慣が健康的な長生きに必要なのか、最近になってやっとメカニズムが少しだけわかって来ました。

ブレスロー先生が、理論よりも、長年の研究の結果を通して得た慧眼《けいがん》には驚かされます。日本にも、古くから「早寝、早起き、快食、快眠、快便、腹八分、酒少々」という戒《いまし》めがあります。東西問わず、古来から現在まで人間の命は共通のメカニズムが働いているようです。私たちは、彼らの言葉に素直に耳を傾けることにしましょう。

炭水化物と植物性油を減らす重要性

もう一つは、食事の話です。詳しくは別章で述べますが、最近の先進国の食事には炭水化物が多いことが問題視されるようになってきています。2012年5月の「ニューズウィーク」に「だまされるな！　肥満の常識は常識じゃない」（注1）という記事が掲載されました。さらに米国ではその後、肉食を避けるコレステロール制限と運動を一生懸命にやるキャンペーンを大々的に行なったにもかかわらず、肥満者は増加していきました。米国の栄養指導の何かが間違っていたというのが、この記事の趣旨です。振り返ってみると、経済状況の悪い大恐慌時に安価な炭水化物食の増加とともに肥満者も増加していたのです。

患者さんにもよく質問されますが、食事の脂肪だけが体の脂肪になるわけではありません。過量の炭水化物糖は、体の中で脂肪に変換され蓄積されていきます。米国ではこれまでのコレステロール制限食オンリーから脱却し、炭水化物、糖質制限食に大きく舵《かじ》を切ったと、私は考えています。

ニューヨークの市長が、2012年5月30日に肥満対策として、レストランや映画館などで大型サイズの甘味飲料の販売を禁止する方針を打ち出しました。これは、糖質による肥満を抑制するという方針の延長線上にある、と考えられます。

動物性と植物性――油の種類とGPR120

2012年になって京都大学ゲーム創薬科学分野のチームが画期的な報告を行ないました（注2）。細胞の表面にあるGPR120という脂肪へのセンサーの調子が悪いと、肥満とともに糖尿病などのメタボリックシンドロームが引き起こされやすい、というものです。

このGPR120は、「ω《オメガ》3脂肪酸」という、魚油に含まれる脂肪の成分へのセンサーです。京都大学のチームはω3脂肪酸が、肥満とメタボリックシンドロームの予防になることを示した画期的なデータをつきとめたのです。そもそも魚油のω3脂肪酸は、海の植物性プランクトンが太陽の光を受けて作り出したもので、自然界に存在するものです。北極海の氷の下に多くの植物性プランクトンがいることをＮＡＳＡが衛星による観察で発見したことも、話題をさらいました。太陽と海が作り出したω3脂肪酸を、魚介類が運んでくれているのです。

どこかで聞いたことありませんか？　一昔前の「リノール酸たっぷり」とかいうキャッチフレーズ。そうです。リノール酸は、一般的に使われる植物油の主成分で、ω3脂肪酸とは異なる不飽和脂肪酸で、陸上の植物の油の主成分です。シソ油やエゴマ油などあまり流通していない特殊な植物油だけがω3脂肪酸を含みます。オリーブ油は、オレイン酸と抗酸化物の混合体ですので良い植物油と言えます。

これまで摂取するのが「健康的とされていた」一般的な植物油は、ＧＰＲ１２０を十分刺激することができません。過剰な植物性油脂は、ＧＰＲ１２０を刺激できないため肥満につながりやすいだけでなく、分解産物のアラキドン酸による炎症反応も注目されています。２０１２年６月に国立がん研究センターは、魚油のω3脂肪酸は、ウイルス性肝炎があったとしても肝臓を守る作用があり、結果として肝がん予防効果があると発表しました（注3）。

ファストフードは、酸化しにくい人工的なトランス脂肪酸を含む植物油が大量に使われています。トランス脂肪酸を作る際に発生する副産物の問題も指摘されています。一方で、これまで悪役だった、バターやラードなど自然界に存在する動物性油脂は、脂溶性ビタミンが含有されているだけでなく、人間が自然に代謝できる油脂として見直されてきています。植物性油脂なら必ずしも健康的というわけではありません。炭水化物と植物油を減らすという「引き算」と、ω3への「置き換え」が重要です。

5　増えている糖尿病予備軍

NASH――ナッシュって何？

冒頭のエピソードに登場する友人は、「俺は酒をそんなに飲まないから大丈夫なんだ」と言っていました。「でも、肝臓の数値が悪いんだよね」とも、こぼすことが多くありました。普通、お酒で肝臓を壊すならわかりますけれども、彼はあまり飲みません。不思議な話ですね。

お医者さんたちも、飲酒と関係のない肝臓の障害を不思議に思いました。そして、いろいろな研究の結果、驚くべきことがわかりました。女性でもけっこう多くの人々が、こういったアルコールによらない肝臓の障害をきたしていたのです。そして、その病気をナッシュと呼ぶことにしました。

ナッシュは、NASH（Non-alcoholic steatohepatitis）非アルコール性脂肪性肝炎というものです。もともと、アルコール中毒者と似た肝障害をきたす人々が、アルコールを飲まない肥満者に多いことが、発見されたことに始まります。

ガチョウや鴨《かも》などの大型の鳥を固定して動かなくさせた上で、口からジョウゴでどんどん穀物の餌を食べさせるとフォアグラができます。フォアグラは含まれる脂肪が旨味の特長で、チョウザメの卵のキャビア、豚に探してもらう土中のきのこのトリュフとともに世界の三大珍味の一つとされています。

もともと肝臓は暗赤色ですが、フォアグラは白っぽい黄土色をしています。肝臓の細胞に穀物の炭水化物から生産された脂肪分がたくさん蓄積された結果です。動物では無理やり食べさせないとできない脂肪肝が、人間ではいとも簡単にできてしまうところが恐ろしいところです。脳は甘いものが大好きなので、簡単に炭水化物を摂りすぎてしまいます。

実は恐ろしい〝フォアグラ〟の肝臓

実は、「俺、肝臓がちょっとフォアグラになっちゃって」では済まされないものです。肝臓は、食事の時に急激に増加する栄養分を一過性に蓄積し、食事が取れないときに放出します。私たちはこの肝臓のガンバリのおかげで、食事の時間をあまり気にしなくても、エネルギーの過剰と不足に怯《おび》えることなく、普通に生活することができます。食事から入ってくるエネルギーは、肝臓に脂肪としても蓄えられますが、それが過剰になると脂肪肝となります。

実際ナッシュは、糖尿病や高脂血症といった、メタボリックシンドロームを素因として発症することが多々あります。食事を制限して肝臓への脂肪の蓄積を減らし、運動を増加させて肝臓内の脂肪を使えば、多くの脂肪肝は改善します。ところが、ナッシュの中には、肝臓の機能が失われていく肝硬変に一直線に進んでしまうことのあることが明らかにされました。「フォアグラ」は早めに退治しましょう。

女性にも多いナッシュ

メタボなサラリーマンに脂肪肝が多いというだけであれば話は簡単なのですが、ナッシュは実のところ女性にもよく見られます。ちょっとふくよかな40代の女性の患者さんは、採血をするたびに少しずつ肝臓由来の数値が増加していました。糖尿病の指標となるＨＢＡ１ｃ（ヘモグロビン・エーワンシー）は、正常値をやや超える値になってきていました。肥満になる前に糖尿病になる人もたくさんいます。

ＨＢＡ１ｃは、糖尿病かどうかの基準になります。最近ＨＢＡ１ｃはＮＧＳＰ(National Glycohemoglobin Standardization Program) という世界基準になったので６・５％以上が糖尿病の値です。

先ほどの女性は、「ちゃんと油ものは控えて、運動もしているのに」とおっしゃいます。「でも、何か心当たりありませんか？」としつこく尋ねると、「あ、そうそう。最近、パティシエっていうの？　お菓子づくりの職人さんに興味が出てきて、友達と有名なホテルのケーキバイキングに行くようになったの」とのこと。「だって、ランチタイムだとお得なの」と言います。店にうかがってみるとランチタイムのケーキバイキングは、一定の時間内なら、いくらでも一流職人さんが作ったクリームたっぷり、チョコレートたっぷりのスイーツが食べられる仕組みのようです。

「職人さんのスイーツは見た目もとっても綺麗で、それがいくらでも食べられるのよ。夢のようでしょ」と、楽しそうにお話しされています。スイーツ好きの彼女には、天国のようです。「うーん」と、私はうなるしかありません。きっと夢の国なんだろうな、と思いました。「だって、脂肪肝って、ちょっと脂肪が肝臓についただけでしょ？　こんな感じに」とお腹をちょっとつまむ彼女におされっぱなしです。

本当は無いところにある脂肪＝異所性脂肪

「いやいや、そこじゃないんですよ」と、私は絵を描いて説明することにしました。彼女のつまんだお腹の皮膚のふくよかさは、皮下脂肪です。皮下脂肪はもともと皮膚の下にある脂肪組織が厚くなってできたものです。女性はもともと男性よりも皮下脂肪が蓄積していて、丸みを帯びた女性らしい美しさを支えています。

女性の皮下脂肪は、コントロールされた脂肪組織内に蓄積された脂肪なので、溜まるべきところに溜まった脂肪であまり悪さはしません。

皮下脂肪や内臓脂肪が満杯になって、さらに脂肪の蓄積が増加すると、本来溜まるべき場所でないところに脂肪が蓄積するようになります。それを「異所性脂肪」といいます。異所性とは、本来無いはずの場所、といった意味合いです。

異所性脂肪と動脈硬化

異所性脂肪は臓器障害を起こします。本来の脂肪組織は脂肪そのものが持つ毒性を減らすため、脂肪を包み込む形をしています。そういった準備のできない組織に、脂肪がそのまま蓄積すると脂肪は毒性を発揮します。
異所性脂肪の中に含まれているマクロファージという細胞が炎症を引き起こす主役ではないかといわれています。東京医科歯科大学難治疾患研究所の菅波孝祥《すがなみたかよし》先生は、ナッシュにおけるさまざまなマクロファージの分子生物学的な経路を報告していますが。正常な脂肪組織と異所性脂肪の違いの鍵は、マクロファージという細胞が握っています。

また、脂肪組織からは、アディポサイトカインというホルモンが分泌されます。アディポサイトカインは特殊なものではなく、多くの種類が常に分泌されています。アディポサイトカインには悪玉と善玉があるのですが、異所性脂肪は悪玉アディポサイトカインを分泌して動脈硬化を進行させます。

もともと心臓や膵臓、血管の壁などにはあまり脂肪は蓄積されていません。肥満が進んでくると心臓や血管が脂肪でくるまれるようになります。冠動脈の外側に異所性脂肪が付着するようになると、冠動脈の動脈硬化が進行します。

肝臓も同じです。肝臓の細胞は余ったエネルギーを一時的に脂肪にして蓄えますが、肝臓の細胞は、脂肪を蓄えたり使ったりするのが専門の脂肪細胞ではありません。

そのため、脂肪肝も異所性脂肪の一つで、炎症を起こしたものがナッシュだったのです。ケーキは油脂と砂糖、つまり炭水化物をいっぺんに食べる食べ物です。体は砂糖を先に使うので、脂肪が蓄積されるパターンの食べ物です。英語で一切れのケーキを〝a piece of cake〟といいますが、この言葉には「朝めし前の簡単なこと」という意味もあるそうです。ケーキ一切れで、朝めし前に簡単に高カロリーが脂肪として体に蓄積されるとは皮肉なものです。肝障害は、糖尿病をさらに悪化させるのでナッシュの彼女は糖尿病になりつつあったのです。

6　脂肪組織が支配する体の仕組み

メタボリック・ドミノは、命の倒れる音

パタパタパタパタと倒れていくドミノの駒。小さな駒を倒すと、いろいろな模様が現われたり、旗が上がったり、音がしたりして、その面白さはテレビ番組になるほどです。小さな駒が、だんだん大きな駒を倒していき、最後は人の大きさぐらいのドミノが倒れていく様子は圧巻です。

その姿はまるで、最初は血糖値の軽い上昇や、症状のない高血圧、肥満といったあまり目立たない障害で始まり、心筋梗塞や脳梗塞、腎不全といった大きな障害に繋がっていくメタボリックシンドロームに重ね合わさります。そのため、メタボリック・ドミノともいわれています。

ドミノは地球の重力に引かれて倒れるので、ドミノ倒しでは、重力が推進力です。メタボリック・ドミノの推進力は、「過剰な脂肪細胞」と「インスリン抵抗性」です。メタボリックシンドロームはこの2つを推進力として、ドミノ倒しのように進行していきます。

脂肪細胞が進めるメタボリック・ドミノ

メタボリックシンドロームとウエストの話を、お聞きになったことがあるかもしれません。内臓脂肪や皮下脂肪といった脂肪の蓄積自体が健康に悪影響を与えるという見地からウエストの大きさ（男性で85㎝、女性で90㎝以上）がメタボリックシンドロームの診断基準の一つとなりました。

一方、この基準が設けられたのは2005年で、数年後から特定健診が始まりました。ところが、ウエスト85㎝以上の中年男性は非常に多く、本当に病気のリスクになっているのかどうかという議論もありました。実際、血圧や血液検査の結果も入れて判断してみると、成人男性、女性の半数以上がメタボリックシンドロームと診断されてしまうという指摘もあります。

ウエストが大きすぎるというのは、意味のない判断だったのでしょうか。私は、いろいろな面で良いきっかけになったのではないかと思っています。体の輪切りのCTの図とともに、皮下脂肪と内臓脂肪の絵を見た方も多いでしょう。

体についた過剰な脂肪は、ただ体重を増やしたり、見た目の悪さをもたらしているわけではないことが明らかになってきています。その面でもウエストが大きすぎるというのは、検診のような大勢の人の中から、リスクの高い人を見つける簡便な検査として優れていると思っています。

脂肪組織は生きている

皮下脂肪や内臓脂肪を形作っている細胞は脂肪細胞と呼ばれます。脂肪細胞は特徴的な形をしていて、細胞の本体自体は抱えている脂肪のおかげで隅のほうに追いやられているような形をしています。コンテナのような細胞なので、複雑なことは何一つせず、ただ脂肪の蓄積だけを担《にな》っている「おとなしい細胞」だろうと思われてきました。ところが最近になり、脂肪細胞は、さまざまなものを分泌している活発な細胞であることが明らかになりました。

脂肪細胞が放出していたのは、アディポサイトカインと呼ばれるホルモンでした。アディポは「脂肪細胞」、サイトカインは「特定の細胞に影響を与える物質」という意味です。

アディポサイトカインには、さまざまな種類が存在します。最初は、とりあえず悪役の「悪玉アディポサイトカイン」と、良い働きをする「善玉アディポサイトカイン」に分けてみましょう。善玉のうち最も重要なものはアディポネクチンです。

善玉のアディポネクチンとレプチン

善玉アディポサイトカインの代表アディポネクチンは、脂肪細胞が最も大量につくるアディポサイトカインです。日本の研究者たちが発見しました。アディポネクチンは血液中を大量に流れていて、傷ついた血管を修復する働きなどがあり、動脈硬化の進行を抑えます。そのため、「善玉」と呼ばれています。

もう一つの善玉アディポサイトカインは、レプチンです。レプチンは、もともと体の脂肪の量を脳に伝えるホルモンで、脂肪細胞が増えるとレプチンが増加し、食欲を抑制する働きを持っています。

それでは、「脂肪細胞から分泌されるのだから、脂肪細胞を増やせば、善玉ホルモンも増えるのではないか？」と考えがちです。でも残念ながら、そうはいきません。過剰に脂肪細胞が蓄積されてしまうとアディポネクチンは逆に減少してしまい、レプチンによる食欲抑制効果も薄れてしまうことが知られています。

肥満と悪玉アディポサイトカイン

善玉アディポサイトカインの減少の代わりに増えてくるのが、悪玉ホルモンであるTNF－α（ティーエヌエフ・アルファ）、PAI－1（パイワン）、アンジオテンシノーゲンと呼ばれるものです。

TNF－αは炎症を起こしたり、細胞を障害したりする働きを持っています。関節に炎症を起こすリウマチでも中心的な働きをしていて、最近ではTNF－αを抑える治療がリウマチの治療の中心になっています。TNF－αはインスリンの働きを弱め糖尿病の悪化を招きます。

血管の中を流れる血液の中では、血液が固まるシステムと固まりを溶かすシステムが常にダイナミックに活動しています。過剰な脂肪細胞から分泌されるPAI－1は血液を溶かすシステムを邪魔する働きがあります。その結果、血栓ができやすくなり、脳梗塞や心筋梗塞の原因となります。

アンジオテンシノーゲンは血圧を上昇させますので、脂肪細胞が増えすぎると悪玉アディポサイトカインのおかげで、血圧が上がる上に血管が詰まりやすくなります。

おまけにレプチンの効果が落ちて、食欲が増してもっと太ってしまいます。悲しい悪循環です。

息の合ったサイレントキラーの主役たち

「糖尿病が悪化して、インスリンを打たなくてはならない」という話を耳にしたことがあるかもしれません。私たちの生命を維持する最も大切なエネルギー源である、ブドウ糖を細胞で使うためには、インスリンは欠かせないホルモンです。血液中を流れるブドウ糖の値を血糖値と呼びます。

血糖値が上がると、インスリンは膵臓《すいぞう》から血糖値が正常化するまでどんどん分泌されます。インスリンの働きで、筋肉や脂肪、肝臓など体の細胞に糖分が取り込まれていくと、血糖値は下がります。膵臓はやれやれと肩の荷を下ろして、インスリンの分泌を減らして少しお休みします。次の食事に備えてスタンバイに入ります。

持続的に血糖値が高い状態、つまり糖尿病になってしまうと、状況が一変します。まず、細胞が血糖値が高いことに慣らされてしまい、反応が鈍くなります。血液の中に多量の糖分と多量のインスリンが、常に同時に流れるような状態となります。

最近、脂肪細胞から分泌されるアディポサイトカインと膵臓からのインスリンが相互に関係していることが明らかになりました。この2つはお互いに影響し合いますので、まるで息が合ったサイレントキラーたちのように、私たちの命を狙います。つまり、脂肪細胞は「おとなしい組織」どころか、インスリン抵抗性とともにメタボリックシンドロームの行方を支配する主役だったのです。

逆転の発想

これまでのことを思い返して、「メタボを治すのは難しい」と嘆いたり、少し太めになったお腹を見て悲しくなってしまったりされた方もいらっしゃるかもしれません。じっとしていても使われるエネルギー量（基礎代謝）が減少する壮年から年配にかけての年頃は、メタボリックシンドロームになるのが普通です。

人間は生きていかなくてはいけません。もし、私たちが生命維持に必要なエネルギーを下回るような食欲しか湧かなければ、やせ細って死んでいってしまうでしょう。

私たちが元気でいられるのは、食欲がエネルギーの収支を常にマイナスにならないように、少しプラスになるように脳が管理しているからです。

第二章から、少し本格的に糖尿病と尿酸の話をしようと思います。糖尿病と尿酸値のことを知ることは、サイレントキラーを遠ざけるきっかけとなります。

私は、「高血糖よ幸いなれ、高尿酸値よ幸いなれ」だと思っています。そういった異常値を指摘されたことをバネにして、生活を見直して薬も不要になり、医療機関から卒業していきましょう。その頃には、男性は締まりある肉体を取り戻し、女性は美貌を取り戻します。「血糖値が高い、尿酸値が高い」と言われたことは、叱られたのではありません。血液データが正常でも不摂生で顔色が悪い人がいらっしゃる一方で、少しデータが悪くても、イキイキと自分を磨いている人もいらっしゃいます。一病息災。逆転の発想で人生を変えていきましょう。

第二章　糖尿病について

1　糖尿病が悪化すると……

糖が尿に出てくる糖尿病

私たちの細胞は生命活動の結果、常に老廃物資を排出しています。老廃物質は血液中に放出され、腎臓に運ばれます。腎臓に入ってきた動脈は枝分かれしていき、糸《し》球体《きゅうたい》と呼ばれる、血管が毛糸玉になったような構造になります。それを取り囲むように腎杯《じんぱい》と呼ばれる構造が包み込みます。

糸球体は、老廃物質をこしだす「ふるい」の構造をしています。いらないものだけを外に排泄するのです。腎杯は尿細管につながり、一回こし出されたものでも、必要なものは尿細管で再度回収されます。この回収作業は「再吸収」と呼ばれます。糖尿病で重要なブドウ糖や、後ほど登場する痛風の原因物質である尿酸も、再吸収されます。

腎臓の再吸収能力は大変に優秀です。しかし血液中の糖が高すぎると、排泄される糖分も高くなり、再吸収能力を上回ってしまうため尿中に糖が出現してきます。それが尿糖であり、糖尿病の名前の由来です。

人工透析《とうせき》とは

糖尿病自体には痛かったり、辛《つら》かったりする自覚症状はありません。でも、糖尿病は治療しなくてはいけません。なぜなのでしょう。

その答えは、「合併症の予防のため」です。合併症とは、ある病気が起きたとき、それと一緒に起きてくる病気のことです。糖尿病の合併症でもっとも重要なものは、腎臓の障害です。悪化が進むと腎機能が失われてしまうため、人工透析になります。通常よりも高濃度の糖に腎臓がさらされていると、繊細《せんさい》なふるいの構造をしている糸球体の構造が破壊されていってしまいます。糸球体が破壊されていくため、腎臓の機能は低下します。

腎臓の機能低下が進むと、血液浄化療法とも呼ばれる血液透析を行なわなくてはなりません。腎臓の機能を機械で肩代わりしてもらうものです。血液を壊さずに大量の血液から老廃物質を取り除くため、太い針を刺すことができる、シャントという太い血管を腕に人工的に作ります。
このシャント血管から血液を体外に導き出し、腎臓の代わりをしてくれる透析器へ血液を流します。透析器内では、うすい半透膜《はんとうまく》を介して血液と専用の溶液（透析液）が接しています。血液内の不要な老廃物質は、膜を経て透析液中に溶け出していきます。だいたい、一回の人工透析に4～5時間かかります。それを週2～3回繰《く》り返すのですから大変なことです。

急増する人工透析

厚生労働省によると、国内では約29万人にのぼる人が人工透析を受けており、その数は急増しています。毎年約1万人ずつ増えている計算になります。命をつなぐ透析医療には、年間1兆円以上の費用が必要です。また、毎週必ず透析しに行かなくてはいけないため、生活の自由を大きく制限されます。自分のためにも、社会的にも、糖尿病や高血圧などの原因となるメタボリックシンドロームの悪化は防ぎたいものです。

自宅で行なう、持続携帯式腹膜透析（CAPD）というものもあります。お腹の中に専用の透析液を入れてしばらく時間をおいて、その水をお腹から取り出して捨てます。その作業を繰り返すものです。お腹の中に透析液を注入すると、腹膜という腸を包んでいる血管が豊富な膜を通して、排泄するべき老廃物質が透析液に溶け出します。そして、老廃物質が溶けた透析液を腹部から取り出して捨てるという方法です。

持続腹膜透析は、腹膜が硬くなったり、腹痛などの症状が出たりすることがあります。また、清潔な透析液を腹部に注入する必要があるため、技術を習得する必要があります。それに加えて、透析液の確保が何よりも優先されるため、日常生活が制限されます。命を支えるこうした技術の進歩は大切なものですが、まず腎不全に至らないようにすることが先決です。腎臓を守るためにも、糖尿病を改善させることにしましょう。

2　糖を使う体の仕組み

いまさら聞けない「糖」ってなに？

糖尿病は血液中の糖分が高すぎる病気です。この糖分というのは、ブドウ糖を指します。たとえば、コーヒーや紅茶に入れる砂糖は蔗糖《しょとう》と呼ばれ、ブドウ糖と果糖《かとう》が結合したものです。ブドウ糖は糖類の一つですが、糖類にはブドウ糖や果糖のようにいろいろな種類があります。

ところで、「糖」とはなんでしょう？　糖というと、砂糖、ブドウ糖、果糖など甘いものを想像しがちです。化学的な定義は難しいのですが、食事に含まれる糖は炭素6つが一つの輪になって結合している化合物が一般的です。糖はいろいろな糖同士がくっついてつながります。六角形一つがブドウ糖、ブドウ糖と果糖のペアなら蔗糖（砂糖）、糖が数百つながると、でんぷんなどの炭水化物になります。ヨーグルトとオリゴ糖は一緒に摂《と》るといいんだよ、と聞いたことがあるかもしれません。オリゴ糖はこういった糖が数個つながったものです。

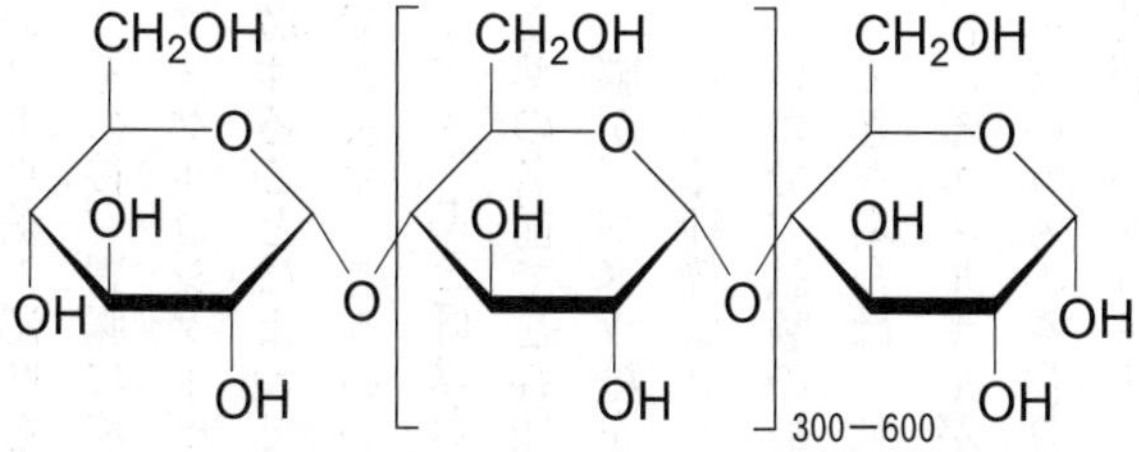

図2　炭水化物の構造

糖が鎖《くさり》状になる「炭水化物」は、化学式で書くと炭素と水が結合したような形に見えるところから名付けられました（図2）。炭水化物は、分解されれば糖になります。また、キシリトールのように甘くなかったり、私たちが吸収できなかったりする糖もたくさんあります。甘いから糖なのではないのですね。

ご飯の中の炭水化物の分解と吸収

さて、私たちは食事から炭水化物、タンパク質、脂質などの栄養を摂取します。ご飯を噛《か》んでいると甘くなってくるのは、ご飯の炭水化物が唾液の中の酵素アミラーゼで分解され、甘いブドウ糖が生まれるためです。人の体では、ブドウ糖が主に使われるため、単純に「糖」といった場合にはブドウ糖を指し示します。たとえば、血糖値は血液中のブドウ糖の濃度を指します。

その後、胃腸に流れていった炭水化物は、腸の表面の糖の鎖を分解する酵素アルファ・グルコシダーゼによって、分解しては吸収されていきます。この酵素の働きを邪魔することによって糖の吸収が遅くなり、食事による血糖値の急上昇を抑えることができます。こういった薬はアルファ・グルコシダーゼ阻害薬、αＧＩ（アルファ・ジーアイ）薬と呼ばれるよく使われる薬です。グルコバイ、ベイスン、セイブルといった薬の名前でご存知の方も多いでしょう。

脳が、ブドウ糖を主なエネルギー源にしていることは有名です。最近では受験の時になめる純粋なブドウ糖の飴《あめ》も店頭で見かけるようになりました。ブドウ糖は吸収が早いので、試験の最後のお守りにしてみるのもよいでしょう。ちなみにブドウ糖が減ってきた場合は、脳はケトン体というものも利用することができます。人間は食事で摂れるエネルギーが減少すると、脂肪や筋肉を分解してブドウ糖だけでなく、ケトン体というものを作ります。けれども体が、脳を動かすこうした栄養分を準備するには時間がかかります。そのため、急激な血液中のブドウ糖（血糖）の低下は、脳の機能障害をきたして意識障害をもたらします。

3　糖尿病とは何だろうか?

そもそも、糖尿病ってなんでしょう

医学生の頃に、糖尿病科の教授の先生に「糖尿病とはなにか?」と聞かれて、あれやこれや考えて困ってしまったことがありました。尿から糖が出てくることは結果の一つにすぎません。先生は、「インスリンの絶対的、相対的不足を糖尿病と定義する」と、胸を張って講釈されたことを思い出します。インスリンという言葉はよく耳にします。

「おれ、インスリンを毎日打っているんだよ」という話を聞いたり、「日本の職人技! 町工場の職人が痛くないインスリンの針を作成」と言った話題を目にしたりされた方もいらっしゃるかもしれません。インスリンは人間だけでなく、動物にも不可欠なホルモンです。なんといっても、インスリンがどこから分泌されていて、何をし

ているのかは、犬での実験からみつかったぐらいですから。

江戸時代、腑分《ふわ》けといって、解剖によって人体の構造が研究されていました。その頃、おなかの中央に位置する臓器の膵臓《すいぞう》は謎の臓器でした。Pancreasというラテン語によい訳がなかったため、臓器を表わす「にくづき」(月)に、panを意味するすべてと言った意味の萃の字を組み合わせて膵臓と名付けたのです。しかし、どんな臓器かは不明でした。

やがて犬の膵臓を働かなくすると、犬が尿から大量の糖を排泄しながら死んでしまうことを見つけました。膵臓が食べ物を消化する消化液を作ることは知られていました。消化液を分泌する以外にも重要な「何か」を分泌することが予想され、さまざまな研究の結果、それがインスリンというホルモンであることが判明したのです。インスリンの構造を調べてみると、アミノ酸がつながったタンパク質であることもわかりました。消化液を作ることを膵臓の外分泌、インスリンなどのホルモンを作ることを内分泌と呼んで区別しています。糖尿病で内分泌のインスリンがまったく作れなくなったとしても、外分泌は正常なので消化液は正常に作られます。

インスリンとＧＬＵＴ４

生物が生命を維持するためにインスリンは不可欠であり、なくなると糖尿病が悪化してしまうことは、よく知られた事実でした。けれども、インスリンが働いて糖分が細胞内に取り込まれる仕組みは、そもそもがミクロの世界の巧妙なものであったため長い間よくわからず、最近になってやっとわかってきました。

私たちの体を作っている細胞は、細胞膜という膜で仕切られています。糖が細胞の外側にやってきても、それだけでは膜の中には入れません。細胞膜は、必要なものだけを取り込み、細胞を守る「関所」でもあるからです。糖が細胞膜の外にあるときに、インスリンが一緒にやってくると、細胞膜は糖を細胞内に受け入れます。

インスリンが細胞を包む膜である細胞膜に働くと、細胞の中にあるＧＬＵＴ４(Glucose Transporter Type 4; グルコース輸送体４型) というものが細胞膜に接近します。ＧＬＵＴ４は輪の形をしていて、細胞膜を貫通するとゲート（門）となります(図3)。このゲートはブドウ糖（グルコース）だけを通しますので、ブドウ糖専用の門が細胞膜にできるようなイメージです。グルコース輸送体と呼ばれる所以《ゆえん》です。

細胞内に取り込まれたブドウ糖は、グリコーゲンという糖がつながったものだけではなく、脂肪酸になります。脂肪酸は体に蓄積される脂肪組織の原料ですから、過剰な糖質が脂肪になることを理解いただけるでしょう。

ＧＬＵＴ４が細胞内から細胞膜に移動することを、トランスロケーションと呼びます。ＧＬＵＴ４をたくさんトランスロケーションさせることが、糖を消費する上で重要なこととなります。インスリンに反応してＧＬＵＴ４は移動しますから、インスリンに対する細胞の反応性が大切です。もし、インスリンがあっても細胞がインスリンに無頓着だったとすると、先ほどのブドウ糖を通す門の役割のＧＬＵＴ４が細胞膜に移動しません。インスリンがあるのに糖が細胞内に吸収できない状態となります。

細胞がインスリンに反応できる鋭敏さを「インスリン感受性」と呼びます。インスリン感受性が落ちると、大量のインスリンがやってきても、血液中の糖を細胞は有効に使うことができません。この状態を「インスリン抵抗性」と呼びます。インスリンへの感受性を高めること、ＧＬＵＴ４をたくさん用意しておいてすぐに細胞膜に移動させられること、この２つが糖尿病を治していく鍵になります。

図3　GLUT4の図

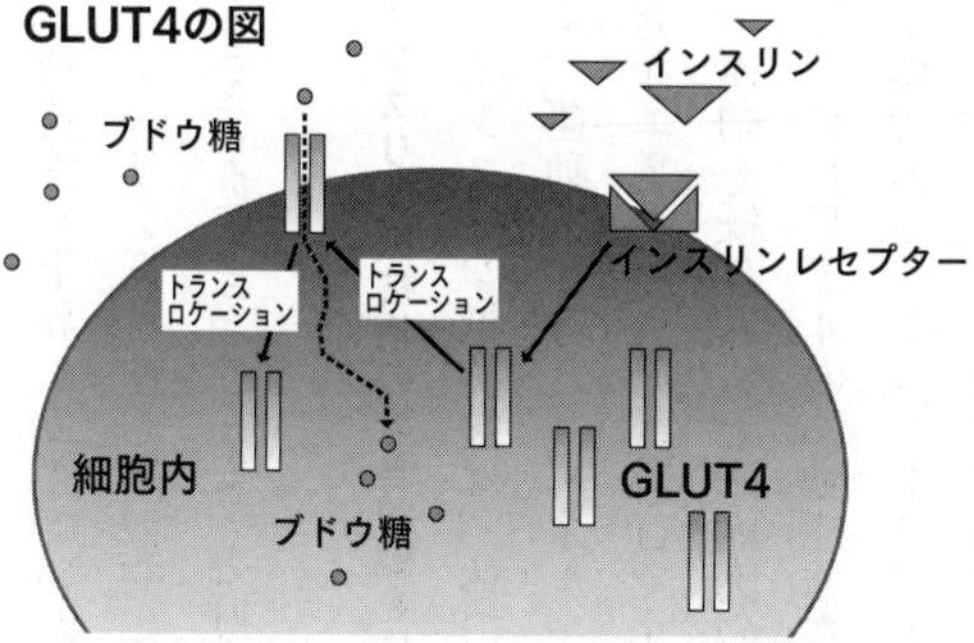

インスリンがインスリンレセプターに結合すると細胞内に信号が発せられる。その信号によってGLUT4は、細胞膜にトランスロケーションし、ブドウ糖を細胞内に引き入れる通路となる。インスリン抵抗性が増加すると、インスリンにより細胞内に発せられるシグナルが減少する

覚えておくべき言葉――「インスリン抵抗性」

ちょっと難しい言葉ですが、とりわけ覚えておく必要があるため、医学用語そのままを使うことにします。それは、先ほどの「インスリン抵抗性」という言葉です。インスリン抵抗性は、糖尿病の人だけではなく、壮年期に差しかかった人には全員関係してくるものです。男女も関係ありません。どの人にも関わるものなので、覚えておいてほしい言葉です。

たとえば、検査の結果は正常だけれども太り気味の人がいたとします。検診では合格です。「オレって太ってもすごいじゃん。糖尿病じゃないし、全然へー

キ、「平気」と、彼は喜んでいます。でも、彼の血液をより詳しく調べてみると、インスリンが通常よりも常に大量に分泌していることがわかりました。彼の体のインスリン抵抗性が上昇してきていたのです。空腹時の血糖値とインスリン量を測ることで、インスリン抵抗性を近似的に計算することができます。ＨＯＭＡ－Ｒ指数（homeostasis model assessment ratio）と呼ばれる数値で、臨床でよく使われています。

インスリン抵抗性の改善が鍵をにぎる

インスリン抵抗性は、体の細胞がエネルギーを使う効率を決定づける最重要項目です。運動をすると、エネルギーを活発に燃やす仕組みが増強してきます。筋肉は、優秀なエネルギー消費器官です。

運動を繰り返すと、筋肉の細胞内では、糖の運び屋であるＧＬＵＴ４が増加する上に、ＧＬＵＴ４の移動能力も高まります。また、糖を燃やしてエネルギーを作り出す工場であるミトコンドリアも増加します。運動を重ねると糖をどんどん取り込んで燃やすようになるため、筋肉が生まれ変わります。

このように鍛えられた筋肉細胞は常に糖を取り込みたくて、大量のGLUT4が手ぐすね引いて待っています。そのため、ちょっとインスリンがあると、すぐに糖を細胞内に取り込んで燃やします。お医者さんは「インスリン抵抗性を改善させるために運動しましょう」とよく言いますが、それはこういうことを言っているのです。

インスリン抵抗性が高くなってくると、血液中を流れるインスリン量が増加してきます。インスリンの過剰分泌が大腸がんリスクを3倍以上にすることを、国立がん研究センターの先生たちが明らかにしています。がん予防のためにも、インスリン抵抗性を改善させることが必要です。

糖尿病とアルツハイマー病

水澤英洋《みずさわひでひろ》教授（東京医科歯科大学神経内科）が拠点長をされている脳科学研究戦略推進プログラム（通称、脳ＰＲＯ）は、生活習慣と脳疾患をミクロのレベルで解明し社会に還元する国家プロジェクトです。健康的な生活を送るためには、健康的な脳を守ることが何よりも重要です。

脳を含めた体を蝕《むしば》む適切でない食習慣からの悪影響を、「食・環境ストレス」と名づけ、それを避ける食生活習慣を目指そうとしています。その中でも糖尿病とアルツハイマー病の関係はとてもホットな話題です。

たとえ境界型であっても糖尿病であると、アルツハイマー病のリスクが高くなることが明らかにされています（注4）。さらにきちんと糖尿病を管理すれば、アルツハイマー病のリスクが下がることも報告されています。

現在では糖尿病とアルツハイマー病を結びつける、いくつかの証拠が見つかってきています。岩坪《いわつぼ》威《たけし》教授（東京大学大学院医学系研究科）からお借りして改変した図を掲載いたします（図4）。

糖尿病によるインスリン抵抗性の増加は、血液中を流れるインスリン量の増加をもたらします。脳が多量のインスリンに常に晒《さら》されていると、2つのことが起きてきます。一つは、神経細胞がインスリン抵抗性を生じ、インスリン作用が十分に働かない可能性があります。

もう一つはアミロイドベータタンパク質です。高インスリンに神経細胞が晒される

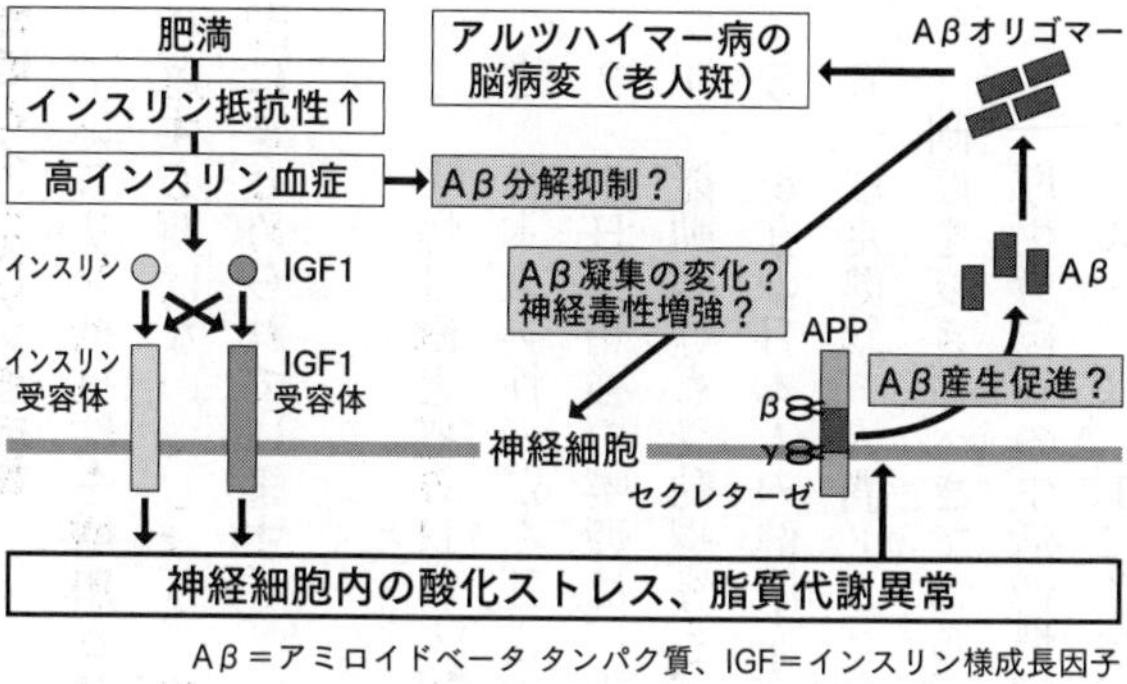

Aβ＝アミロイドベータ タンパク質、IGF＝インスリン様成長因子

図4 インスリン抵抗性増加による高インスリン血症は、神経細胞内の酸化ストレスの増大、Aβタンパク質の分泌促進、分解抑制などを介して、アルツハイマー病のリスクを増大させるのではないかと考えられている

と、神経細胞からのアミロイドベータの分泌が多くなり、さらに細胞内にアミロイドベータも沈着しやすくなる可能性があります。アミロイドベータはアルツハイマー病の原因と考えられている物質の一つです。

これらのインスリン抵抗性とアミロイドベータによる攻撃は、神経細胞にダメージをあたえ、アルツハイマー病を発症しやすくなるのではないかと予想されています。

今日では、糖尿病の改善だけでなく、アルツハイマー病のリスクを減らすために、インスリン抵抗性を改善させる必要があるとさえ言われるようになりました。

喫煙とインスリン抵抗性

インスリン抵抗性を増加させるものにタバコがあります。タバコの害については繰り返す必要はないでしょう。松崎道幸《まつざきみちゆき》先生（日本禁煙学会理事）は、以下のように簡潔にまとめられています。

1 喫煙は働き盛り日本人男性の最大の死亡原因である。
2 日本人男性のがん死亡の3～4割は喫煙が原因である。
3 1日1箱強の喫煙は、重症高血圧に匹敵する心筋梗塞死リスクをもたらす。
4 能動喫煙も受動喫煙も、メタボリック症候群のリスクを大きく増やす。
5 現在の日本人の健康を守るための最優先課題は禁煙である。
6 法定健診・人間ドックを受診した喫煙者に「要禁煙治療」と通知するように、制度を変えるべきである。
7 厚生労働省の生活習慣病予防標語「1に運動、2に食事、しっかり禁煙、最後にクスリ」は「1に禁煙、2に運動と食事、最後にクスリ」に変更すべきである

（注5）。

喫煙は、メタボリックシンドロームを直接的に悪化させます。さらに、メタボリックシンドロームを改善させるべき運動能力を低下させて、改善の機会を失わせてしまいます。禁煙外来も流行《はや》っていますが、本人の意志なくしては成功しません。

コラム 肥満と薄毛

太っていて、髪の毛が薄いという方を目にすることも多いでしょう。女性でも、太めで髪の毛が薄くなっている方もいます。実際、薄毛とメタボリックシンドロームというのは、世界中でも話題になっているようで、いくつかの報告がなされています。

特に、インスリンの体への働きが弱ってしまうインスリン抵抗性と薄毛について、研究が進んでいます。その中で、メタボリックシンドロームがもたらすホルモンの異常が薄毛をもたらしているかもしれない、という報告もあります。あるいは、メタボリックシンドロームと薄毛は原因と結果ではなく、共通の原因があるかもしれないとも考えられています。

毛髪は、美容の上でも大切です。毛髪は、見た目の年齢にも関係してきます。メタボリックシンドロームの解消は、体型だけでなく毛髪を守るためにも必要なようです。

膵臓だけでなく、糖尿病で重要なのは肝臓

インスリンを作る膵臓だけでなく、糖尿病で忘れてはならないのは、肝臓です。人間の体は常に血液中の糖分をモニターしています。もし、血液中の糖分の濃度である血糖値が下がると、肝臓から糖分を合成して血液中に放出します。血糖値が高くなれば、肝臓の細胞の中にしまいこみ、血糖値が低くなったときに備えます。このような仕組みがあるので、食事は一日に数回しか取らなくても、食事の間にひどい低血糖にならずにすみますし、食後の極端な高血糖も避けられます。

つまり、肝臓は性能の良い栄養分の貯蔵庫で、血糖値が高い時には糖分を貯めておいてくれて、少ない時には供給してくれるという、いわば体を見張って守ってくれる「糖分の貯金箱」の働きをしています。

ごく最近、肝臓に備わっている体内時計が、インスリンで調節されていることが名古屋大の研究グループから報告されました。肝臓内の栄養を放出するのか、細胞内に脂肪として蓄積するのか、いずれかのリズムにインスリンが関係しているという報告です。血糖値だけではなく、インスリンそのものが肝臓に影響して体内時計であるサ

ーカディアンリズムをつくっていました。このことは、肝臓が糖尿病で重要であることを意味しています。

悪循環に陥《おちい》ると糖は毒になる

最初は、多少、血糖値が高くても、膵臓は頑張《がんば》ってインスリンを作ります。しかし、いつまでも頑張り続けることはできないため、ある時を境にインスリンの分泌が低下してしまいます。膵臓が疲れ果てて疲弊《ひへい》してしまうのです。これが膵疲弊《すいひへい》と呼ばれる状態ですが、なにか、もの悲しい響きがあります。

一方、たくさん分泌され続けたインスリンにより、細胞の「インスリン抵抗性」は増してきます。こうして、糖尿病の人の体の中では、膵疲弊により膵臓が作ることのできるインスリンの絶対量が不足している上に、インスリンへの体の反応も弱まるダブルパンチに陥ります。こうなると糖尿病の治療薬も効きにくくなります。

この悪循環を「糖毒性」とも呼びます。高血糖の持続が、膵臓を疲弊させて、体の細胞のインスリン感受性を落とすという悪循環の引き金を引き、まるで糖が栄養ではなく体を障害する毒物のように振る舞うからです。

4　糖尿病の食事

糖尿病の食事の基本

糖尿病の治療の基本は、食事と運動です。魔法の方法はありません。糖尿病は言い換えれば、人間の命を支えるために、もともと備わっているメカニズムの不調です。異物を排除するように、糖尿病だけを取り除くことはできません。ですから、不調を回復させるために日々の生活の工夫が必要になるのです。

食事を節制することは、とても大切です。医療機関などにいらっしゃる栄養士さんが一生懸命に栄養指導をしてくださるのもそのためです。

私は簡便に、次の3カ条だけを説明しています。

1　炭水化物と間食を含め甘いモノを制限し、魚介食を増やす（質と量）

2　規則正しく食べて、ドカ食いと夜食は避ける（タイミング）
3　少なくとも体重が増えないようにする（評価）

この3カ条は「健康のための7つの習慣」の食事の部分や、米国における炭水化物制限の最新の食事指導の方向性とも合致するものです。

炭水化物を摂りすぎないことが最も重要です。後述するように、アルコールは減らすべきですが、特に糖度の高いものは避けましょう。

毎日の食事は、体重を少なくともキープする量に維持しましょう。体重が増えなければ、キープするだけでも上出来です。急激な血糖値の上昇を抑えるために、「ドカ食い」と「丸飲み、早食い」をしないようにしましょう。

ドカ食いを避けるため、一日一食や絶食は避けましょう。お相撲さんは、勝つための太った体を作るため、食事回数を減らしてお腹を減らした上で、ちゃんこをドカ食いします。さらに夜食は、体内時計であるサーカディアンリズムの上からも太ります。

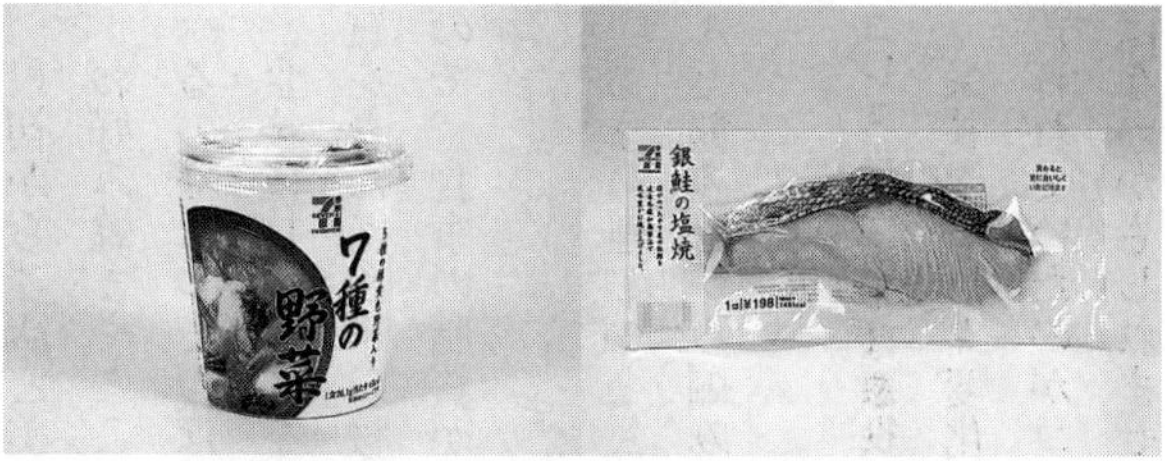

写真1　セブンプレミアムカップ味噌汁7種の野菜と、セブンプレミアム銀鮭の塩焼（2012年6月現在　セブン&アイ・ホールディングス社提供）。保存が利き、小分けにされている食事療法に利便性の高い食品がコンビニエンスストアでも手に入るようになった

野菜や汁物、おかずをたくさん食べて、炭水化物や甘いものを少なめにしましょう。「野菜→汁物→肉、魚→最後にご飯を少し」にしてみるとよいかと思います。

野菜の調理が難しいと悩む必要はありません。最近では、野菜を入れてレンジでチンするだけでよいパッケージも発売されました。フリーズドライの簡便でローカロリーなインスタントスープや調理済みの魚も、セブン・イレブンなどのコンビニエンスストアで購入できるようになりました。（写真1）野菜と汁物で、体積と液体によって胃を刺激し、汁物の塩分とともに脳の満腹中枢を満足させてしまう作戦です。薄い塩味に舌を慣れさせて、おかずは薄味でも大丈夫なようにしましょう。

最初からご飯と美味《おい》しいおかずを一緒に食べると、ご飯を食べすぎてしまいます。お好み焼きやたこ焼き、ラーメンなどの塩辛い炭水化物をおかずとして、ご飯を食べるのはもってのほかです。餃子《ぎょうざ》の皮も炭水化物です。

食後に甘いものを食べるのは幸せ感がいっぱいですが、体には良くありません。脂質を含んだ食事の後に糖分を取ると、人間は使いやすい糖分を先使いしてしまいますので、食事の脂質がそのまま蓄積されてしまいます。食後の甘いデザートは、たまの「ごほうび」にしましょう。たまにのほうがデザートを食べる喜びが大きいものです。

あまり難しいと長続きしませんし、続かないと失望感につながります。私が患者さんと悩みながら編み出したこの方法は、続けやすいのではないかと思います。

コレステロールは悪役ではありません――食べ物のウソ

栄養学は日々変化しています。たとえば、動脈硬化の最もたちが悪い悪者として考えられていたのがコレステロールです。しかし最新の栄養学によると、制限する必要はないかもしれません。コレステロールをたくさん食べても血中のコレステロールはそれほど上昇しないという報告もなされています。さらに、医療者には有名な話なのですがコレステロールの吸収を阻害する薬を飲んでも、予想に反して心筋梗塞などの合併症の低下はもたらされませんでした。

最近、閉経後の女性の生理的なコレステロールの高値も、治療の必要はないのではないかという考えも勢いを増しています（注6）。コレステロールは脳に非常に多く存在しており、その機能を支えています。恩師の道川誠《みちかわまこと》先生は、「脳内コレステロールは非常に重要で、脳の機能を支えています。脳内のコレステロールレベルは、脳内での産生される脂質により供給されています」と報告しています（注7）。

アルツハイマー病では脳内ＨＤＬレベルが低いとする報告があります。また脳内コレステロールレベルは、食事の影響をほとんど受けません。運動はアルツハイマー病の予防によいとされていますが、運動でＨＤＬレベルが上昇することが知られており、同じメカニズムで脳内のＨＤＬが増えることで予防効果がでている可能性があるのかもしれません（注7）。

また、食事に関して言いますと、何かを食べると、体の何かが上がるとか下がるとかということは気にする必要はありません。「コレステロールを摂りすぎると、コレステロールを原料とする性ホルモン異常が起きる」「ギャバを食べると脳にギャバが届いて落ち着きがでる」などというのは迷信です。どのホルモンも、脳と内臓が密接に連携をとってコントロールしています。また、ギャバなどの脳内の物質は、脳が厳密にコントロールしながら自らが作り出しています。食べ物の中の含有量が多少増えたり減ったりするぐらいでは、ほとんど影響はありません。

必要のないものは、人間の体にはまず吸収されません。吸収されたとしても、いったんすべて小さな要素に消化分解された後、必要に応じて体内で再合成されます。原料が、高価なサプリメントであろうと安価な食材であろうと、組み立て直すので関係ありません。そのため、国際的には「健康食品」や「自然食品」は存在しません。こういったアプローチを「レギュラトリーサイエンス」と呼びます。(『人間栄養とレギュラトリーサイエンス』細谷憲政著)

何かの食材を取り上げたり逆にスケープゴートにしたりする話題は、次々と現われては消えていきます。こういう一時的な話題は、刹那《せつな》的な経済活動の一環ととらえたほうが賢明かと考えています。

人間の体は、体内環境が食事など外界の環境の変化を受けずに、健康な内部環境を安定維持する強固なシステム＝ホメオスタシスの機能を持っています。

世界中でさまざまな民族が、さまざまに異なる食物を食べても健康でいられるという、シンプルな事実を直視しましょう。商業主義に飲み込まれてお金と時間を無駄遣いしないように、正しい知識を持つことが大切です。

炭水化物を減らす意味

食事の基本で触れた1番目の、総カロリー数を減らすこと。これが基本です。良い内容のものであっても、食べすぎてしまえば何であってもアウトです。

これまでの糖尿病食では、まず炭水化物が総エネルギーの50〜60％ぐらいを占めていて、残りをタンパク質と油で補《おぎな》うという考え方でした。糖尿病による腎障害があるため、タンパク質制限がある方や、その他の理由で食事制限がある方は除いて、私はこの考え方は硬直化しすぎていると思っています。

食事バランスガイドという、農林水産省の食事指導の図があります（図5）。欧米でよく知られるFood Pyramidの図も同様で、小麦粉やご飯を中心とした炭水化物をたくさん摂り、その次にイモや野菜、その次にタンパク質、最後に少量のオイルや果物といったピラミッドの形になっています。

肥満による糖尿病が急増している米国において、糖質制限食と植物油制限に舵《かじ》が切られたことを冒頭で触れました。この炭水化物をベースとした食品ピラミッドそのものに、疑問が投げかけられているわけです。日本の標準的な栄養指導も、総カロリー制限をしながら、その中身はバランスガイドに従い50〜60％が炭水化物です。

糖が余りすぎると、炭水化物や砂糖が分解されてできる糖がまるで毒物のように振る舞うため、糖毒性とさえ呼ばれます。私は、糖毒性の解除のためにも炭水化物制限食は重要だと考えています。

炭水化物制限食の有効性と危険性

それを証明した有名な報告があります。ある研究施設に勤務する職員さんを対象

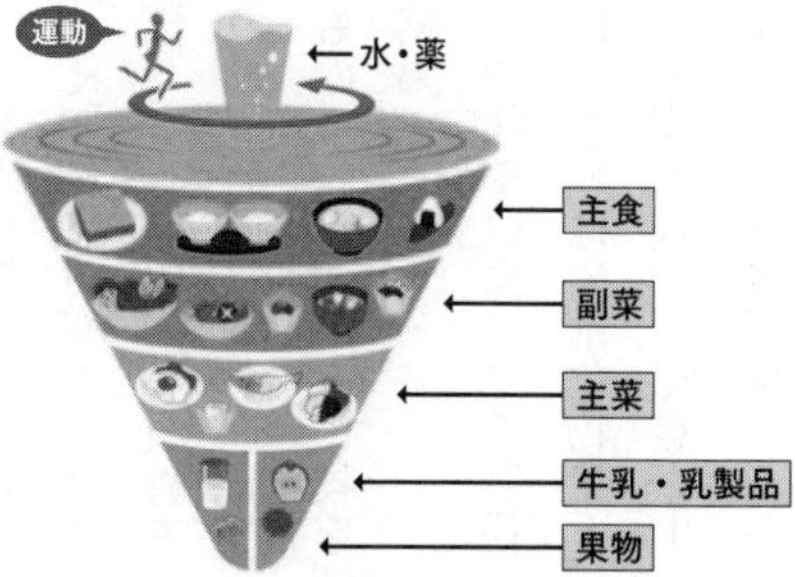

図5　食事バランスガイド

に、低脂肪食、地中海食、炭水化物制限食の三種類を試した報告です（注8）。平均年齢50歳ぐらいの職員さんは施設にカンヅメ状態で、出された食事を食べざるをえないので実験にぴったりでした。

低脂肪食は、総カロリーを制限し、脂肪とコレステロールを制限しています。脂肪制限食と言ってもよいでしょう。炭水化物が多めです。

いわゆる地中海食も同様の総カロリーを制限しています。地中海食とは、海に面した地中海地方の食事で、オリーブオイル、野菜、ナッツを豊富に摂り、タンパク源は魚類が多い特徴があります。彩《いろど》りも美しく、美味しそうです。炭水化物は低ＧＩ（グライセミックインデックス）のパスタ主体です。食事の質を変えたカロリー制限食です。

炭水化物制限食は、なんと総カロリー制限なし、脂肪、タンパク質も制限なしです。炭水化物だけ厳密に摂取制限したものです。

その結果は驚くべきもので、総カロリー制限をしない炭水化物制限食が最も体重を落とし、糖尿病を改善させました（図6）。次が地中海食。「ＮＥＪＭ」という世界中の医師が参考にする権威ある雑誌に掲載されたため、そのインパクトは大変に大きいものでした。炭水化物を減らさないと、カロリー制限だけではダメというのが、その結果です。

穀物を豊富にする農耕が行なわれる前からの体を維持している私たちの体には、そのままでは炭水化物量と植物油が多すぎます。炭水化物や糖分と植物油は、安価な上に人間の脳に幸福感を生み出します。材料が安く、リピーターが増えるので外食産業にはバッチリです。ハンバーガーとポテト、コーラのセットはもちろん、たとえばカレーライスは、小麦粉を植物油で炒《いた》め、炭水化物の多い人参とじゃがいもを加え、ご飯にかけたものです。ラーメンも、メロンパンやデニッシュなど菓子パンも一緒です。その目で見ると外食は、炭水化物と油脂の組み合わせがとても多いことに気づき

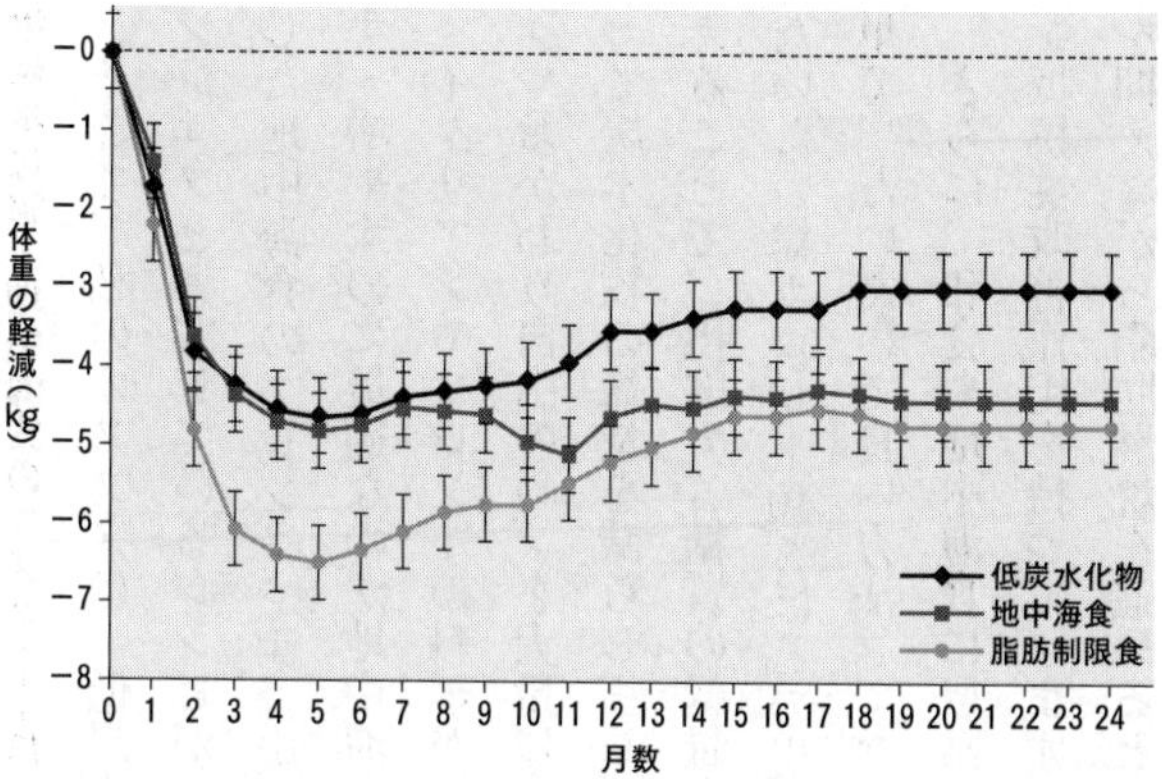

図 6　体重減少の変化量は低炭水化物（Low-carbohydrate diet）、地中海食（Mediterranian diet）、脂肪制限食（Low-fat diet）の順に大きい

ます。

一方、日本糖尿病学会は、２０１２年７月に「極端な糖質制限食（低炭水化物食）は、健康被害をもたらす危険がある」と発表しました。かつてアトキンスダイエットといって、炭水化物を極端に減らす糖質制限食も、失敗したと考えられています。体を良くする目的だけでなく、不健康な痩身などの目的で行なわれたことや、食事全体のバランスを欠いたことが失敗の原因とされています。

低炭水化物・地中海食のススメ——ローカーボ・メディテラニアン ダイエット

そこで、私のオススメは「低炭水化物・地中海食」です。紙面の制限からイタリアンシェフと考案しているレシピがご紹介できないのが残念なのですが、先ほどご紹介した地中海食のアレンジです。炭水化物を減らしたぶん、「何を増やすか」が重要です。

増やすのに最適なのが地中海食です。

イタリアンやフレンチの料理が好きな方も多いでしょう。そんな時、大盛りのパスタやおかわり自由のパンを大量に食べてはいけません。サラダや、おかずを多めに取って炭水化物の総量を減らしましょう。地中海食の中の炭水化物を他のもので置き換えることで、摂取する糖質の総量を減らすだけでよいと思っています。そうすると、だいたい総カロリー40％ほどの炭水化物に収まります。長続きさせるためには、「簡単で、だいたいで良い方法」でなくてはなりません。

さらに、和食や地中海食に豊富に含まれるω3脂肪酸は、脂肪燃焼作用やインスリン抵抗性改善作用を持っています。低炭水化物・地中海食は、過剰なインスリン分泌を抑えながら脂肪燃焼を進めるという理にかなった食事方法だと思っています。

以前、私は海洋深層水由来のマグネシウムが豊富なミネラルウォーター（写真2）が脳血管安定化に役立ち、片頭痛を減らすことを報告しました（注9）。血管とマグネシウムの関連は知られていて、心筋梗塞の予防効果の疫学調査もあります。最近になって、マグネシウムが記憶のための神経細胞維持に重要との報告もなされました。

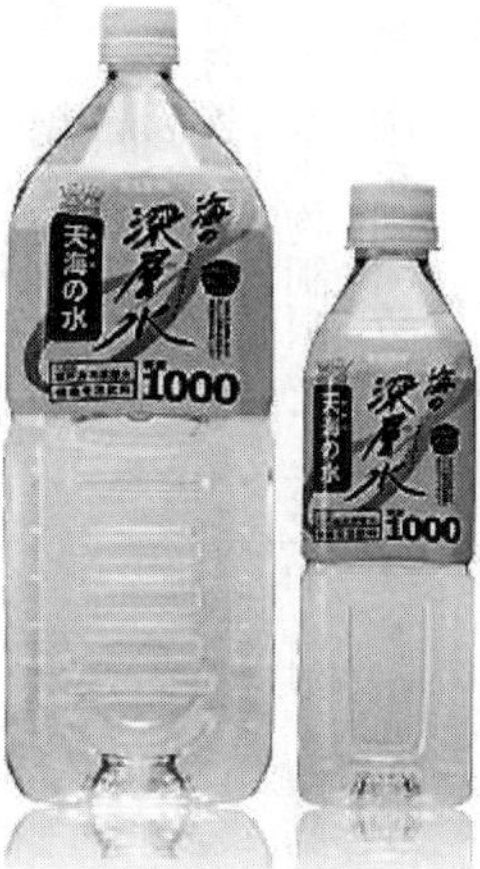

写真2　マグネシウムを多く含む「天海」の深層水（赤穂化成提供）

海藻や魚介類の多い和食や地中海食は、マグネシウムが豊富な点も有利な点です。

食事は人生の楽しみの一つです。炭水化物制限が守られていれば、食事の内容はある程度自由でいいのではないかと思っています。冒頭の長生きの公衆衛生の先生、ブレスロー先生も間食は禁止だけれど、適切な体重を維持していればカロリー制限の細かいことはいいとおっしゃっていました。

5　糖尿病と運動

筋肉を制するものがメタボを制する

炭水化物制限の工夫に加えて、運動は必須です。人間の体の重さの30～40%を占める筋肉を制するものが、メタボリックシンドロームを制すると言っても過言ではありません。

筋肉を動かせば、必ずエネルギーが消費され、糖も使われます。この運動によるエネルギー消費量を専門用語で「運動活動量」と呼び、人のエネルギー消費の40%を占めます。また、じっとしていても、生命維持のために使われるエネルギーは基礎代謝と呼ばれるもので、人間のエネルギー消費量の60%ほどを占めます。基礎代謝は年齢を重ねるたびに減っていきます。

基礎代謝量は10代後半から20歳前後をピークに減少し、40歳を超えると急激に減少します。同じものを食べていても、若者より中年の方々が太りやすいのはそのせいです。その基礎のエネルギー消費量（基礎代謝）をどれだけ高めることができるのか、どれだけ筋肉によるエネルギー消費（運動活動量）を追加できるのかが、未来を変えます。

「ニート」で燃焼

ニート（NEAT）というと、働かないで家の中にいる人のような言葉ですが、ここでのニートはちょっと違う意味で使っています。ニートとは、non-exercise activity thermogenesisというもので、特別なトレーニングによらない日々の生活でサーモジェネシス（エネルギーを消費する）という意味です。

こんなふうな運動がニートに含まれます（図7）。すぐにできるものばかりでしょう。また、ニートが運動と連動していることもわかります。

ランニングや水泳といった特別なトレーニングではなく、簡単な日常生活の活動でエネルギーを燃焼させましょうという意味です。先ほど、生命を支えるためのエネルギー消費である基礎代謝に、どれだけ運動活動量を足し算できるかが重要であることを書きました。

運動活動量を上げれば、それだけ消費エネルギーが増加します。METS《メッツ》(metabolic equivalents)という単位を利用して計算します。心筋梗塞で入院された患者さんが、少しずつ日常生活へ適応するためにリハビリテーションを行なうときにも使われます。心臓への負担は、エネルギー量に比例するためMETSのような客観的指標が医療現場でも利用されているのです。

ニートは、あまりメッツ数の高くない生活の中の楽な運動を増加させて、運動活動量を増加させるように工夫を加えるものです。新潟市ではメッツの考え方を美しい表にまとめ、積極的にニートを高めることで健康促進を図ろうとしています。

楽しみながらの運動だからこそ続く

アメリカではナイキプラス　ナイキフューエルバンド(Nike+ Nike Fuelband)というものが発売されています。加速度を検知するセンサーが搭載された近未来的なデザインのリストバンドで、日本にもいずれ上陸予定になっているとのことです。

これは日々の運動活動量を計測するものです。彼らはエンターテイメント性を持たせるためにナイキフューエル（Nike Fuel）という単位を用いていますが、メッツを利用してニートを計測するものに他なりません。

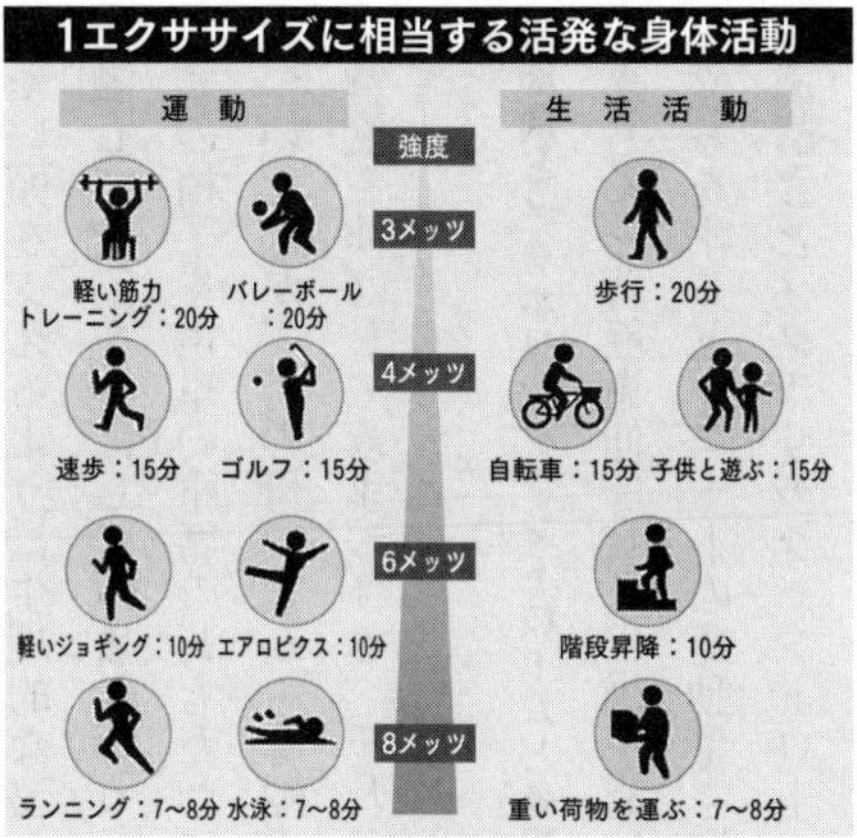
1エクササイズに相当する活発な身体活動
運 動
生 活 活 動
強度
3メッツ
4メッツ
6メッツ
8メッツ
軽い筋力トレーニング：20分
バレーボール：20分
歩行：20分
速歩：15分
ゴルフ：15分
自転車：15分
子供と遊ぶ：15分
軽いジョギング：10分
エアロビクス：10分
階段昇降：10分
ランニング：7〜8分
水泳：7〜8分
重い荷物を運ぶ：7〜8分

図7　「にいがた市民健康づくりアクションプラン」によるニートとエクササイズの表。生活活動によるニートも立派な運動強度を持つことが明快にわかる（新潟市提供）

忙しい毎日を過ごされていて、運動が苦手な場合におすすめなのがニートです。

ニートはハードルが低いものです。お金もかかりません。たとえば、この本を寝転がったり、ほおづえをついたりして読まれているようでしたら、背筋を意識して姿勢を正してみましょう。もともと背骨は、

重たい頭を支えるように生理的な美しいカーブを描いています。今すぐ腹筋と背筋を意識して背筋を伸ばしてみましょう

家の椅子《いす》や電車の座席の背もたれに、もたれかかるのを止めてみましょう。オモリのついた糸が、首の付け根から骨盤の中央にまっすぐに下がっている意識を常に持って背筋を伸ばしてみましょう。それだけで、ニートが始まります。

歯周病とメタボリックシンドロームと骨粗鬆症《こつそしょうしょう》

きちんと背筋を伸ばして、歯を磨いていますか？　背筋を伸ばすだけでなく、つま先立ちをすると、ニートの運動量を増やすことができます。

歯磨きとメタボリックシンドロームには深い関連があります。歯周病菌が動脈硬化を促進するからです。糖尿病になると、免疫力が落ちるため菌が体に住み着きやすくなります。動脈硬化は、人間の寿命を決める血管年齢を悪化させるアンチエイジングの大敵です。

関淳一《せきじゅんいち》日本ＷＨＯ協会理事長は、「重要性が高まる口腔内科医」と題して、歯周病

により産生される悪玉アディポサイトカインでもあるTNFαがインスリン抵抗性を増すことについて触れています（注10）。

さらに、歯周病菌がどのように動脈硬化を起こしていくのか、詳細な報告がなされています。どうやら、歯周病のために大量発生した細菌が血液に乗って運ばれて、血管や心臓の内側に取り付くらしいことがわかって来ました。なんと、口から遠く離れた血管から、歯周病菌が実際に見つかってきているからです（注11）。この中で、岩《いわ》井武尚《いたけひさ》、井上芳徳《いのうえよしのり》先生（東京医科歯科大学血管外科）のグループは、歯周病がバージャー病（手足の動脈が先細りになって詰まってしまう病気）やメタボリックシンドロームに強い関係があることを指摘しています。歯は元気の源《みなもと》です。大切にしましょう。

家の外でも「ニート」

姿勢を正して座ることに慣れて、家の中を歩くことが楽になったら、外へ出かけてみましょう。辛くないのが基本です。大切なことは、体を動かすことを嫌がらない習慣をつけることです。筋肉や関節は動かさないと固くなってしまいます。

骨に力が加わる運動は、骨を強くし骨粗鬆症《こつそしょうしょう》を予防します。重力のない宇宙空間では骨粗鬆症がどんどん進んでしまうことが知られています。骨は分解と合成を繰《く》り返しています。注射薬のホルモン製剤がやっと使えるようにはなってきていますが、分解と合成の両者のバランスを同時に改善して骨を強くできる本当の薬はまだありません。今のところ運動が骨粗鬆症への唯一の処方箋です。

運動が認知症予防効果を持つこともよく知られています。骨粗鬆症予防と相まって、運動は若さを保つために必須です。

同じ姿勢を続けていると、大人も子供も緊張型頭痛という肩こりの頭痛を起こします。片頭痛も悪化させる厄介な頭痛です。私は、音楽家の佐瀬寿一《させじゅいち》さん率いるチャイルドオアシスさんと共同で、「肩こりトリトリ体操」というものも作りました（図8）。こういった体操も、脳と筋肉の連携を正常化させる働きがあります。

「ニート」を少し強める

動くことが少し楽になってきたら、ニートを少しだけ強めてみましょう。たとえば、エスカレーターやエレベーターを使わないで階段を登ったり、小雨《こさめ》でも嫌がらず歩いてみたりしてみましょう。都心部では移動手段が発達していて、ちょっとした距離にすぐ駅があります。タクシーもすぐに来ますが、一駅ぐらいは歩いてみましょう。理想的な歩き方はこちら（図9・94ページ）。良い姿勢を保ちましょう。

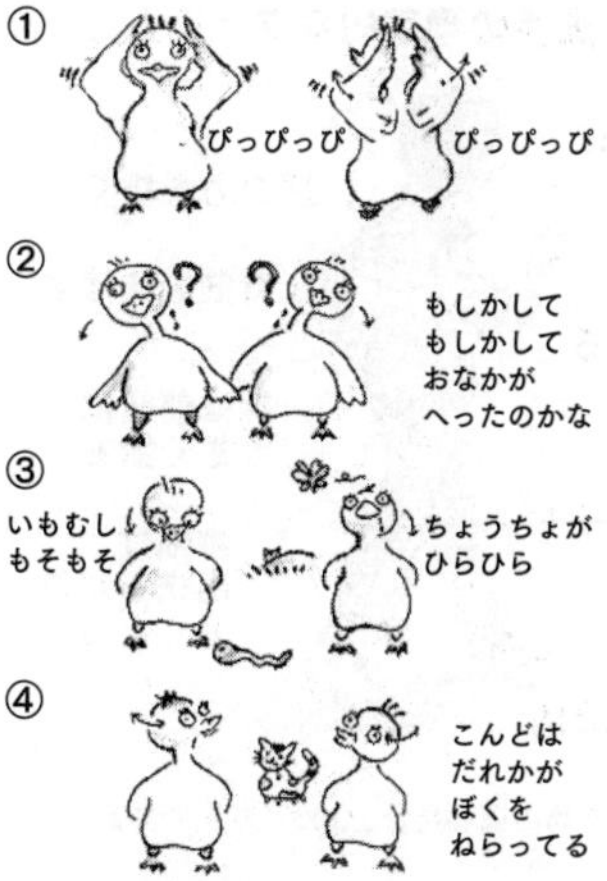
①
ぴっぴっぴ
ぴっぴっぴ
②
もしかして
もしかして
おなかが
へったのかな
③
いもむし
もそもそ
ちょうちょが
ひらひら
④
こんどは
だれかが
ぼくを
ねらってる

図8　肩こりを取る体操（「新版頭痛」より）

男性であれば、リュックを背負って歩いて買い物に行くのもいいです。1リットルの牛乳1パックは1kg。カレーの材料の玉ねぎ、人参、じゃがいもなどを購入すると1kgぐらいになります。合計2kg。それを背負って歩いて帰ってみる。体の調子が良い時には、水筒を用意したりして、ゆっくり遠回りしてみてもよいと思います。

横になっているのは0・9メッツ、立って料理したり屋内の歩行は2メッツ、散歩は3メッツにも相当します。ゆっくり歩くだけで、なんと3倍以上のエネルギー消費になるのです。ニート恐るべしです。

図9　速歩の理想的なフォーム

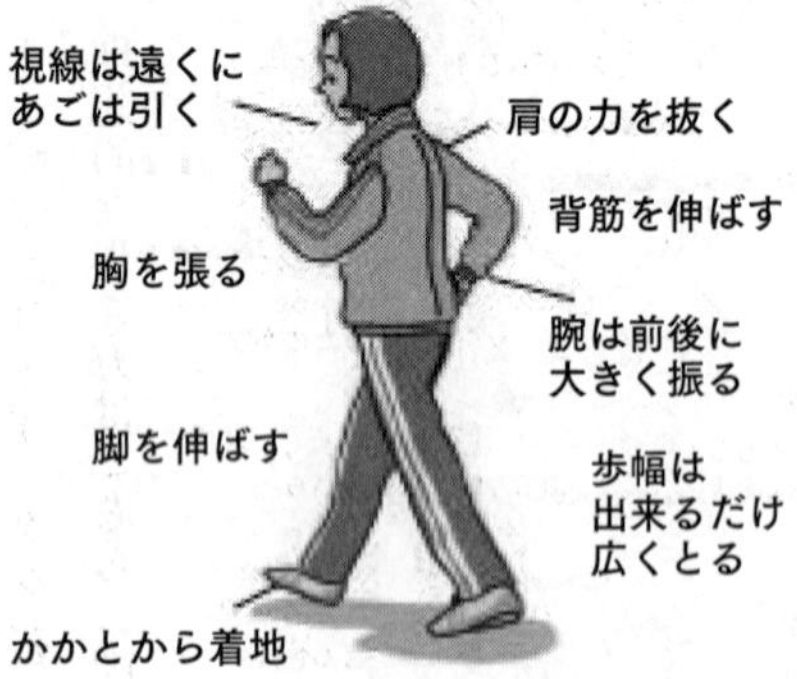

視線は遠くに
あごは引く
肩の力を抜く
背筋を伸ばす
胸を張る
腕は前後に
大きく振る
脚を伸ばす
歩幅は
出来るだけ
広くとる
かかとから着地

（「健康づくりのための運動指針2006」厚生労働省）

「ニート」の成功例

ニートから成功されていった方がいます。

Aさんは、駅の階段を登るだけで息切れをしていた40代の肥満の男性です。彼は、体が楽なときにはエスカレーターを使わないで階段を使うようにしました。とはいっても、最初は踊り場で休んで、やっと1階分を登るといった感じでした。

同じ頃、大好きな二段重ねのハンバーガーとコーラのセットはやめて、コンビニのローカロリーサラダにしました。先ほどの食事3カ条を応用して、忙しい方向けの安上がりな食事方法を素直に実行しました。最近高価になったファストフードよりも値段的にも有利なのも魅力だったそうです。

しばらくして、彼は駅まで歩くことにしました。1・5㎞ぐらいの距離がありま す。疲れた日はバスを使われていました。無理は禁物です。バス代が節約できるのと、歩いているうちに体がスッキリするのが楽しかったそうです。

何回も「体重が減らないんですが、これでいいんですか？」と尋ねられました。私は「大丈夫。体に良いことをすれば、必ず体は応えるから」と励まし続けました。続けることが大切です。いままでは、バスやタクシーを使っていたのですが、「雨の日には雨の日の風景が見えるものですね」とニコニコされていました。習慣付けに成功できたようです。

ある日、彼は電車が来るのが見えたので、階段を駆け登っていました。これまで、普通に登るのもフウフウいっていたのにもかかわらず。階段を登るというのは、最も強度の高い運動の一つです。運動強度の表を見せて彼に伝えると、「え？　そうなんですか?」とご本人がビックリされていました。1年前は踊り場までしか登れなかった彼は、体重以上に中身が変わっていたのです。

その後半年ぐらいすると、Aさんは楽に少し離れたスーパーに長い距離歩いたり、時には少しジョギングして買物に行けるようになりました。

その頃には、高脂血症、高血圧の薬は不要となり、弱い糖尿病の薬であるαGIだけになりました。このAさんには、アルコールのところで後でまた登場してもらいます。彼がゆっくり無理なく長い時間歩いたり速歩したりという運動は、ロング・スロー・ディスタンス(LSD)という運動を知らずに行なっていたのでした。

6　糖尿病の薬

膵臓からのインスリンの分泌を促《うなが》す

食事や運動では十分に糖尿病を改善できない場合は、薬を使うことになります。糖尿病の治療薬は、実はそれほど多くはありません。よく使われている薬剤は、インスリンを膵臓から分泌させる薬です。グリベンクラミド（オイグルコンやダオニール）、グリクラシド（グリミクロン）、グリメピリド（アマリール）といった薬剤名を聞いたことがある方も多いのではないでしょうか。SU（スルフォニルウレア）剤ともいわれます。抗生物質の副作用から偶然発見されました。興味がある方は、拙書『知らずに飲んでいた薬の中身』をご覧になってみてください。薬の開発秘話というのも面白いものです。

アミノ酸の一種、フェニルアラニンの誘導体にもインスリンを分泌させる作用があります。誘導体は科学的に少しだけ構造を変えたものです。フェニルアラニンに姿は似ているけれど、ちょっと違う形というものがフェニルアラニン誘導体です。

ファスティック、スターシス、グルファスト、シュアポストはそういったフェニルアラニン誘導体の糖尿病治療薬です。グルタミン酸というアミノ酸で食品総合会社を作った味の素が、アミノ酸誘導体のスターシス（ナテグリニド）を創薬したのは面白いところです。フェニルアラニン誘導体は、速く効いて効果の持続時間が短いという特徴があります。

メトグルコ（メルビン）やグリコランといった薬剤もあります。肝臓が血液中に糖分を放出することを抑えたり、筋肉での糖の燃焼を促進する薬剤です。最近、肝臓や腎臓に障害がなければ乳酸アシドーシスという副作用の心配はほとんどないことが知られるようになり、また見直されるようになりました。

消化管のインクレチンが糖尿病を改善する

食物に含まれる糖分は、胃腸からインクレチンというホルモンを分泌します。インクレチンは膵臓からインスリンを分泌させます。インクレチンを増加させれば、インスリンを介して糖尿病の治療につながると考えられました。ところが、インクレチンはDPP－4という酵素ですぐに分解されてしまうホルモンであることがわかりました。

そこで、インクレチンを分解する酵素DPP－4を邪魔する薬、DPP－4阻害薬が開発されました。ジャヌビア、エクア、ネシーナという薬剤です。

インクレチンではないけれどもインクレチンと同じように働いて、DPP－4ですぐに分解されないような薬剤もあります。ビクトーザ、バイエッタといった薬剤です。これらのインクレチン関連薬剤は新しいジャンルの薬剤でしたが、頻繁に使われるようになりました。患者さんの間でもだんだん市民権を得るようになってきています。

またインクレチン関連薬は、生理的な形でインスリン分泌を促すため、低血糖発作の副作用が少ないのが特徴です。そのため、膵臓にダイレクトに働くインスリン分泌薬に代わって、主軸の薬剤になりつつあります。

インスリン治療薬

インスリンそのものも、もちろん治療薬になります。インスリンの発見からあまり時間は経っていないにもかかわらず、インスリン治療薬の進歩は目を見張るものがあります。最初は動物の膵臓からインスリンを抽出して使っていました。インスリンはタンパク質なので、動物のものだとアレルギーが起きてしまいます。

そこで、人間のインスリンが合成されるようになりました。当初は、インスリンの分解速度を遅くするための混ぜ物をしていましたが、インスリンそのものの構造を変化させて、機能はそのままでも分解速度を遅らせることに成功しました。ランタス、レベミルといったインスリン製剤です。

その一方で、ノボラピッド、ヒューマログ、アピドラといった、超速効型といわれるインスリン製剤も開発されました。インスリンは、通常数個が集まって一つのかたまりになる性質があります。ですからそのまま注射しても、一つずつに分解されるまで時間がかかってしまいます。そのために、これらのインスリン製剤のインスリンは、かたまりになりにくいように分子構造を変えてあります。

これらのインスリン製剤は注射すると、一つ一つのインスリンに速やかに分かれるようになっています。素早く皮膚内で分解したインスリンはすぐに効果を発揮するため、超速効型インスリン製剤と呼ばれています。インスリンとしての機能を落とさずに、インスリンの分子構造を変化させる薬剤を見つけ、そのタンパク質を純粋に合成しつづけられるからこそ可能になったものです。インスリン製剤は近代医療技術の結晶の一つといってもいいでしょう。

こういった幾つもの経口糖尿病薬や、インスリン製剤が使えるようになったため、今ではさまざまな薬剤が組み合わされて使用されるようになりました。

それでも基本は、食事と運動などの生活習慣に気をつけて体調を改善させることです。体質改善に成功すれば、インスリン製剤の投与は止めることもできるかもしれません。また、逆ならば薬剤を増やさざるをえません。まさに糖尿病治療は、その人のライフスタイルと直結しているのです。

コラム　未来の治療薬の可能性／糖尿病を悪化させて糖尿病を治す

「ＳＧＬＴ２阻害薬」という、未来の素晴らしい治療薬になるかもしれない薬があります。

まだ人間が日々の暮らしがやっとだった頃、食物から得る栄養は貴重なものでした。少しの糖分でも吸収し、尿や便で排泄されるのを防いできました。そのため、通常は尿から糖が出てくることはほとんどありません。

血液中の糖分の一部分はいったん尿として出ていってしまいますが、それをまた回収するのがＳＧＬＴ２（ナトリウム依存性グルコース輸送担体）という仕組みです。糖尿病になると、血液中の糖分の濃度が高いため、ＳＧＬＴ２の再吸収能力を上回る糖分が排泄されるため、尿中に糖が現われるようになります。

それでは、わざとＳＧＬＴ２を邪魔する薬、ＳＧＬＴ２阻害薬を使うとどうなるでしょう。糖の再吸収が減少するにつれて、どんどん尿中に糖が排泄されていきます。もし、血液中に余分な糖分があるのなら、尿中に余分な量だけ捨てることができます。

　これまでは、尿中に糖が現われるのは、血糖値が高すぎて腎臓の再吸収能力を超えたときでした。これからこういった新しい薬が開発されると、「尿糖はもともと陰性だったのだけれども、糖尿病の治療で尿で余った糖を捨てているから尿糖陽性になったんだ。尿糖を増加させたお陰で、糖尿病が治ったんだ」というセリフが聞かれるかもしれません。

コーヒーと糖尿病

朝、コーヒーで目覚めたり、休憩時間にコーヒーを飲んだり、カフェで待ち合わせをしたりと、すっかりコーヒーは私たちの生活に溶け込んでいます。ちょっと、ここで少しコーヒータイムとしましょう。

私たちの体には、自律神経という体の状態を一定に保つための神経システムが備わっています。自律神経は、私たちの意識とは独立して体を良い状態に保ってくれています。自律神経には交感神経と、副交感神経という相反する2つのシステムがあって、お互いに助けあって働いています。

交感神経は目覚めている時に活発に働いています。特に、敵に追われたり緊張したりするとさらに活発に働く神経で、心臓の脈拍数を増して手足の血管を収縮させて血圧を上げたり、脂肪の代謝を活発にさせて血糖値を上昇させます。空気の通り道である気管も広げて呼吸を楽にさせます。免疫力も高くなります。一方で、胃腸の動きを減らします。

こういった働きがセットになっているので、交感神経が働くと体を動かしやすくなって便通が減ります。血管が収縮しているので、怪我をしても出血が少なくなります。敵に追われている時や獲物を追っている時に便利な機能です。

その逆で副交感神経は、食後にリラックスしている時や、眠っている時に活発に働きます。胃腸を活発に動かして、脈拍数は落ちて、血糖値を下げてエネルギーを体に蓄積するように働きます。手足の血管は弛緩《しかん》して、気管は収縮します。寝ると体の表面の温度が上がったように感じるのは、末梢《まつしょう》血管の拡張によるものです。

咳が出る喘息《ぜんそく》発作が、寝ている夜間に多いのは副交感神経が活発に働いて、気管が狭くなったり分泌物が増加するためです。けれども副交感神経だけを活発にさせれば長生きができる、というわけではありません。何事もメリハリ、バランスです。

私は、日本茶の他にもよくコーヒーを飲みます。コーヒーに含まれるカフェインは、覚醒効果と同時に交感神経刺激作用を持ちます。旧知のアメリカの食品研究者Yi-Fang Chu博士からたまたま送っていただいた『コーヒー、健康増進作用と病気予防効果』（注12）には、コーヒーと健康についての情報が網羅されていました。そこでは、数多くの報告を集計して分析した結果、コーヒーを数杯飲む人のほうが、糖尿病のリスクが低下することを報告しています。

さらに権威ある医学雑誌であるＮＥＪＭ誌（注13）にて、男女ともにコーヒーを飲む人のほうが死亡リスクが低いことが報告されました。抗がん作用ではなく、心臓や呼吸器、感染症や糖尿病の改善によるものとされています。私は、コーヒーによるメタボリックシンドロームの改善や交感神経刺激作用による免疫力増強によるものだろうと考えています。立場のまったく異なる食品研究者の Yi-Fang Chu さんと、米国立癌研究所の研究者たちが同じ結論に達しているのは面白いものです。

また、コーヒーを飲むと糖尿病ではないのに尿糖が一過性に陽性になる方もいます。コーヒーの影響で、通常でも尿内に微量排泄されている糖が増加するのではないかと推測されています。もし、尿糖を増加させるコーヒーが糖尿病予防になっているとすると、ＳＧＬＴ２阻害薬の絡みとしても面白いものです。

尿糖が陽性になるかもしれませんので、あらぬ疑いをかけられないように検診の前のカフェインは控えるようにしましょう。もちろん砂糖たっぷりの缶コーヒーは、糖類摂取増加の面から禁物です。

コラム　ニートやロング・スロー・ディスタンスは人間に合っている

先ほど、ニートを実践して少しずつ歩く距離を伸ばしていった方をご紹介しました。私は、こういった方法は、歴史的に見ても人間に合っているのではないかと思っています。『Born to Run』（クリストファー・マクドゥーガル著）という、常識破りの距離を走るウルトラマラソンランナーについて書かれた本があります。この中に興味深い話が取り上げられています。

人間の体の解剖学的な特徴から、もともと人間の体は長い距離を走るように出来ているという話です。さらに面白いのは私たちの祖先である人類が地球上に現われた時には、ネアンデルタール人という屈強な競争者がいたという事実です。ネアンデルタール人は体も強く、武器を使って森にいる大きな猛獣を倒して食料にしていました。

ネアンデルタール人と異なり、私たちの祖先は、草原にいる素早い動物を追いかけて疲れさせて狩りをする作戦だったのではないかと仮説を立てた研究者がいました。そして研究者たちは、動物が疲れるまで長く追いかけて狩りをする人々を現代において探し当てました。彼らは古来の人類の生き残りの部族の人々でした。

計画的な長い狩りの遂行は、知能の発達を促《うなが》したとも予想されています。歩行という運動自体が脳の活性化を促したのかもしれません。気象異常も手伝い、ネアンデルタール人たちは、長距離ランナーの人類との競争に敗れて絶滅していきました。ロング・スロー・ディスタンスは、人間に備わる古来からの能力を目覚めさせるものです。

第三章　痛風について

1　プリン体を使う体の仕組み

痛風の尿酸はプール、糖尿病の糖はフロー

前章の糖尿病についての章では、食事で入ってくるエネルギー量と運動で使うエネルギー量の話題が中心でした。いわば、エネルギーのフロー（流れ）でした。血糖値は一時的に高くなることも問題になりますし、もちろん、持続的な高血糖も問題になります。

生命活動を続けていくためには、常にエネルギーを消費し続ける必要があります。そのため、エネルギー源である糖分については、入ってきたものをどう蓄積して、どう使うのかというフローの話が中心になります。キャッシュ・フローのフローです。糖は体においてはエネルギーの通貨とも言えますので、まさにキャッシュ・フローです。

一方、痛風の原因となる尿酸はプリン体というものが代謝（注14）された物質です。プリン体は遺伝子の原料として体に必須のものですし、尿酸も必要な物なので、

どちらも一定量プール（蓄積）されています。血糖値のように、尿酸値は急上昇や急降下することはなく、その振る舞いはゆっくりしたものです。入ってくる量と出ていく量の引き算が、体にプールされている量になります。

尿酸値はメタボのセンサー

「痛風になりかかっているから尿酸値を上げないように、プリン体が少ないビールを飲もうか」とか、「尿酸値高いからアンコウのキモ、あん肝ダメなんだ」という話をお聞きになったこともあるでしょう。

実は、痛風は糖尿病と異なり、食べ物や運動よりも「体の環境」に大きな影響を受けます。そのため私は、尿酸値は関節痛の原因物質としてだけでなく、メタボリックシンドロームのセンサーとして重要ではないかと思っています。先ほど、尿酸値は体の環境に大きな影響を受けると言ったのもそのためです。皆さんが人間ドックなどで手にする採血のいろいろなデータを思い浮かべてみましょう。

お医者さんから「身長、体重、肥満度……体重は少し増えすぎですね。運動しましょう。血圧は少し高めですが、まだ上限ギリギリです。糖尿病にはなっていないようです。おっと、尿酸値はちょっと高めですね。このままいくと痛風になっちゃいますよ」と言われた方も多いことでしょう。

高尿酸血症や痛風の治療ガイドライン（注15）には簡潔に、その点について記載されています。

大勢の方のデータを分析してみると、「血清尿酸値の上昇に伴《ともな》ってメタボリックシンドロームの頻度が増加して」いました。さらに、痛風発作を起こした患者さんでも、「痛風の患者さんは糖尿病、高血圧、高脂血症といったメタボリックシンドロームを高頻度に合併していて、メタボリックシンドロームそのものに該当する場合が多い」ことがわかりました。そのため、「高尿酸血症は、メタボリックシンドロームの診断基準には含まれていないけれども、メタボリックシンドロームに関連した症状の一つであることが示唆される」とされています。なぜならば、「内臓脂肪の蓄積に伴って尿酸値は上昇する」からです。

よく調べてみると、肥満→善玉アディポネクチンの減少→インスリン抵抗性の増加

↓高インスリン血症↓腎臓における尿酸の再吸収を増加↓高尿酸血症というメカニズムがあることが判明しました。高尿酸血症は、善玉アディポサイトカインの減少のセンサーなのです。

痛い痛い痛風発作

さて、理屈はともあれ、痛風発作はとても痛いものです。しかも、痛風患者さんも、予備軍の高尿酸血症も不気味に増加しています。

私は外来で痛風の患者さんを拝見してきました。ホントに痛そうです。冒頭でも痛みのために機会を損失してしまった方に触れました。かかりつけの先生の所に行くのが間《ま》に合わなくて、とりあえずの痛み止めのためにクリニックを訪れる方も多いです。

皆さん、痛む足をそっとそっと地面につけながら、ゆっくり歩いて診察室にいらっしゃいます。「まずは、靴下を脱いで見てみましょうか」と手伝おうとすると、「ちょっと待ってください。自分でやりますから」と言って、靴下をゆっくりゆっくり脱がれます。外からも痛みがわかるぐらい、足の親指の付け根や足首が腫《は》れています。そっと触れると熱を持っていて、本当に痛そうです。「この痛みは自分しかわからないと思います」と、皆さん同じことをおっしゃいます。

英語で痛風はgoutと言いますが、「一滴のしずく」を意味するguttaというラテン語から派生したものです。関節に天空から毒液がポタンと落ちてきたために激しい痛みが出てきたと考えられていました。わずかな原因で強い痛みが生じるというイメージは東西同じものなのは面白いものです。

「それでは、痛み止めを出しましょうね」とお話しすると、「やっぱり、それしかないんですよね」「そうなんです。ごめんなさい」「ガマンします」「お大事に」このやりとりも皆さん共通です。

男性に多い痛風。今さら聞けない「プリン体って何？」

痛風発作は圧倒的に男性に多い病気です。私の外来患者さんもすべて男性です。実際、統計上でも9割以上の患者さんが男性です。

女性ホルモンが尿酸を体の外へ捨てることを促すため、女性の尿酸値は一般的に低くなります。そのため、閉経後に女性ホルモンが減少すると尿酸値は上昇する傾向を持ちます。けれども、女性の尿酸値はもともと低いため、閉経によって多少尿酸値が上昇しても男性ほどにはなりません。

また、男性ほどアルコールを多飲せず、野菜もバランスよく食べる食生活や、皮下脂肪優位の脂肪組織、体の筋肉量と運動量の少なさから、女性は尿酸の産生が少ないことも影響しています。

尿酸は「核酸」が「代謝」された最終産物です。核酸とは聞き慣れない言葉ですね。DNA（ディーエヌエー）なら聞いたことはありませんか？「娘の顔は俺のDNAをひいているからなぁ……」と言うときの、あのDNAです。これは遺伝と関係があるものです。

DNAは遺伝情報が書き込まれている糸状のもので、私たちの細胞の「核」と呼ばれるコンパクトな場所にしまわれています。DNAは4種類の核酸が数珠《じゅず》状につながったもので、その並び方で情報を記録しています。

細胞が壊れたり、ＤＮＡを修復したりするときに、いらなくなった核酸が捨てられます。捨てられた核酸はそのままでは体外に排泄できないので、体内でどんどん形を変えて処理されていきます。処理するのは酵素と呼ばれるタンパク質で、核酸の場合キサンチンオキシダーゼ（ＸＯ）といわれるものがそれに当たります（図10）。キサンチンオキシダーゼは酸化型と還元型を行ったり来たりして、プリン体を処理していきます。

核酸がキサンチンオキシダーゼで処理されると、プリン体になります。「プリン体を減らしたビールです」のあのプリン体です。プリンヌクレオシドという化学名から、プリン体と呼ばれていて、お菓子の pudding（プディング）のプリンとは違います。プリン体が酵素で処理されて尿酸になり、尿や腸で排泄されていきます。核酸↓プリン体↓尿酸と処理されていくわけです。

プリン体は必要に応じて核酸に再利用されます（サルベージ経路といいます）。食事からの摂取量が多かったり、体で発生するプリン体が多かったりして再利用を上回ると尿酸が増えてきます。

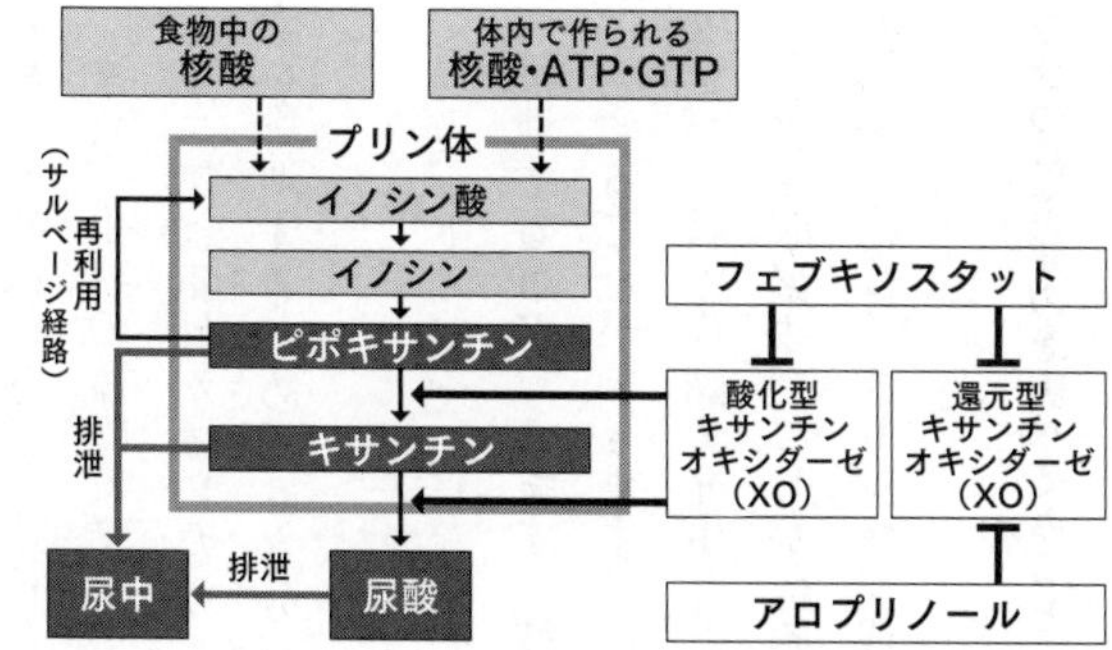

図 10　食物中や体内の核酸などから尿酸は酵素反応を介して作られる。古典的な薬剤アロプリノールは還元型キサンチンオキシダーゼ（XO）だけを阻害するが、新薬であるフェブキソスタットは酸化型、還元型両者の XO を阻害する

体で作るビタミンCのような尿酸

尿酸は痛い関節痛を起こすからといって、けっして「疫病神《やくびょうがみ》」ではありません。体の細胞が、反応性の高まった酸素（活性酸素）から攻撃を受けると、細胞や臓器の機能が衰えます。悪い働きをするこの活性酸素を中和する物質を抗酸化物質と呼びます。抗酸化物質で有名なものはビタミンCです。

尿酸は強力な抗酸化物質で、細胞が酸素によって「錆《さ》びつく」のを防いでくれています。活性酸素は常に体内に生まれてきていますので、それを中和してくれているのです。人間はビタミンCを作る酵素がないため、尿酸は厄介者どころか抗酸化物質として大変重要なのです。

また、生物の体内でタンパク質が分解されると、アンモニアが出現してきます。アンモニアは毒性が強いため、人間はすぐに尿素《にょうそ》という物質に変えて排泄します。尿素を排泄するためには水分が必要なので、人間は水を十分に飲むことが欠かせません。

一方、トカゲやヘビなどの爬虫《はちゅう》類やニワトリなどの鳥類では、尿素から尿酸にして排泄する事ができます。彼らはアンモニア→尿素→尿酸というふうに尿素をさらに代謝することができます。彼らが排泄する尿酸は、核酸やプリン体の代謝だけでなくタンパク質の代謝で発生した尿酸も含んでいます。私たちは、タンパク質由来のアンモニアを尿素までにしか代謝することができませんので、排泄される尿酸はタンパク質由来ではなくプリン体が代謝されたものです。

尿酸の排泄能力を調べてみると

尿酸は文字のとおり尿から排泄されます。だいたい60から70%が尿から排泄されて、残りは便から排泄されます。一日の尿を全部溜めてその一部を分析すれば、その人が一日に排泄できる尿酸の能力を調べることができます。

入院すれば、正確に調べることができます。血液中の尿酸の濃度は、飲食物に含まれる尿酸や飲酒によって変動します。入院後、3日間尿を全部トイレにおいてある専用のバッグに溜めます。病院のトイレにはラックがあって、自分用のバッグに尿を入れるのです。蓄尿と呼んでいます。

腎臓からは、尿酸だけでなくいろいろな老廃物質も排泄されています。クレアチニンという老廃物質は、腎臓の機能に応じて排泄される腎機能を測る便利な物質です。

蓄尿のクレアチニンと採血で調べたクレアチニンを比べると、腎臓がクレアチニンを不要なものとして体外に「こしだす」能力が測れます。クレアチニンクリアランスと呼ばれます。クレアチニンクリアランスは、腎臓の老廃物質を排泄する能力の基準となるもので、人種による差はほとんどありません。単純に腎臓の機能に比例します。

蓄尿に含まれる尿酸の総量を分析すると、1日の尿中に含まれる尿酸排泄量の合計がわかります。次に、先ほどのその人の腎臓の機能の基準値、クレアチニンクリアランスと尿酸を比較することにします。すると、尿酸を排泄する能力、尿酸クリアランスという値を計測することができます。

尿酸値はうれしくもない貯金残高

尿酸の原料である核酸（プリン体）は食事にも含まれます。また、尿酸は常に体で作られ、体外に排泄されています。

増加する量が多くても、排泄される尿酸量が少なくても、血液中の尿酸値は高くなります。足し算と引き算の結果が血液中の尿酸値です。プリン体の多い食事はあんこうの肝やレバーが有名です。（図11）

尿酸はプールされている（貯められている）量が大切です。貯金の残高は、もともとあったお金と、預けるお金と引き出すお金の差で決まります。高額の貯金をして、たくさん引き出す人もいれば、たくさん貯金してちょっとしか引き出さない人もいるでしょう。あるいは、ちょっとしか貯金できないけれど、あまり引き出さない倹約家

極めて多い	(300mg〜)	鶏レバー、マイワシ干物、イサキ白子、あんこう肝酒蒸し
多い	(200〜300mg)	豚レバー、牛レバー、カツオ、マイワシ、大正エビ、マアジ干物、さんま干物
少ない	(50〜100mg)	ウナギ、ワカサギ、豚ロース、豚バラ、牛肩ロース、牛タン、マトン、ボンレスハム、プレスハム、ベーコン、ツミレ、ほうれん草、カリフラワー
極めて少ない	(〜50mg)	コンビーフ、魚肉ソーセージ、かまぼこ、焼きちくわ、さつま揚げ、カズノコ、スジコ、ウインナソーセージ、豆腐、牛乳、チーズ、バター、鶏卵、とうもろこし、ジャガイモ、さつまいも、米飯、パン、うどん、そば、果物、キャベツ、トマト、にんじん、大根、白菜、海藻類

(総プリン体量：高尿酸血症・痛風のガイドライン 2010年版)

図 11　プリン体の多い食事

なら、貯蓄高は高くなることでしょう。尿酸値も同じです。

筋肉量や脂肪量が多かったり、多量にプリン体を摂取する人や飲酒量の多い人は、預けるお金が多い人に相当します。生まれつき排泄量が多い人は、引き出すお金の多い人、少ない人は引き出すお金の少ない人です。

高尿酸血症とは、預金残高のプール量が高すぎることを意味します。あまりうれしくない預金残高ですね。尿酸排泄量と尿酸クリアランスで、預金が多すぎに相当する尿酸産生過剰型と排泄量が少ない尿酸排泄低下型に分けることができます（高尿酸血症病型分類といっています）。日本人は尿酸排泄低下型が多く、肥満の方は尿酸産生過剰も手伝って、混合型という状態になっていることが多いのが知られています。

2 痛風の薬

尿から排泄される尿酸

尿酸はアルカリ性の尿に溶けやすい性質を持っています。コンブやわかめなどの海藻や野菜は尿をアルカリ性にする性質を持ちますので、おすすめです。また、尿アルカリ化剤と呼ばれる薬もあります。クエン酸を薬剤にしたウラリットというものです。

クエン酸は酸っぱい果物にかけると、酸性度を落として酸味が減って甘くなります。その原理を応用したものです。

また、腎臓にはいったん排泄した尿酸をまた回収する機能が備わっています。尿酸には体の細胞を活性酸素などから守る作用があるため、一度ほとんどが排泄された後、再吸収する仕組みが備わっているのです。その仕組みを抑える薬を尿酸排泄薬と呼びます。ユリノームやベネシッドといった薬剤です。

一般に尿酸は、痛風を起こす、再利用できない捨てるべき排泄物として扱われています。実は尿酸は腎臓で一回こしだされた後、再度吸収されて血液中に戻ってきます。再回収されるのは、尿酸が必要なものだからでしょう。

日本の研究者が、腎臓にある腎尿細管で尿酸を再吸収する蛋白（ＵＲＡＴ１）を発見しました（注16）。尿酸がブドウ糖同様にこれほどまでに再吸収されるのは、尿酸が人類の歴史において命を守るために重要なものだからなのです。

尿酸が作られすぎるのを防ぐ

体内で尿酸が作られるのを防ぐ薬として、キサンチンオキシダーゼ酵素を邪魔するアロプリノールがよく使われてきました。キサンチンオキシダーゼは、酸化型と還元型という二種類の形を行ったり来たりして、プリン体を尿酸に変えています。アロプリノールはプリン体の一種で、プリン体の代わりに還元型キサンチンオキシダーゼにはまり込みます（図15）。アロプリノールは、還元型の酵素だけを邪魔します（図13）。

アロプリノールは、還元型のプリン体の代わりにはまり込んで自らオキシプリノールというものになります。同時に、キサンチンオキシダーゼは酸化型に変化します。

なんと、アロプリノールの変化したオキシプリノールは、キサンチンオキシダーゼが酸化型から還元型に戻るのを強力に邪魔することにより、さらにキサンチンオキシダーゼの機能を低下させていたのです。つまり、アロプリノールは、ただプリン体の代わりになって酵素を邪魔するだけではなくて、酵素が力を復元するのも邪魔し続けるという画期的な薬剤だったわけです。そのため、40年近く、アロプリノールを超える尿酸合成阻害薬は開発できませんでした。

ここにきて、日本の薬剤メーカー、帝人ファーマ株式会社が、忍耐強くキサンチンオキシダーゼの活性を抑える化合物のスクリーニングを行なって、まったく新しい尿酸生成抑制薬であるフェブキソスタットが開発されました（注17）（図12）。発見されたフェブキソスタットは、プリン体とはまったく異なる構造をしていました。フェブキソスタットは、酸化型、還元型にかかわらずキサンチンオキシダーゼ酵素の奥深くに潜り込んで活性を抑えるアロプリノールを凌駕する薬剤です。フェブキソスタットはフェブリクという名前ですでに処方できる薬として使われています。

図12　フェブキソスタットとアロプリノールの違い

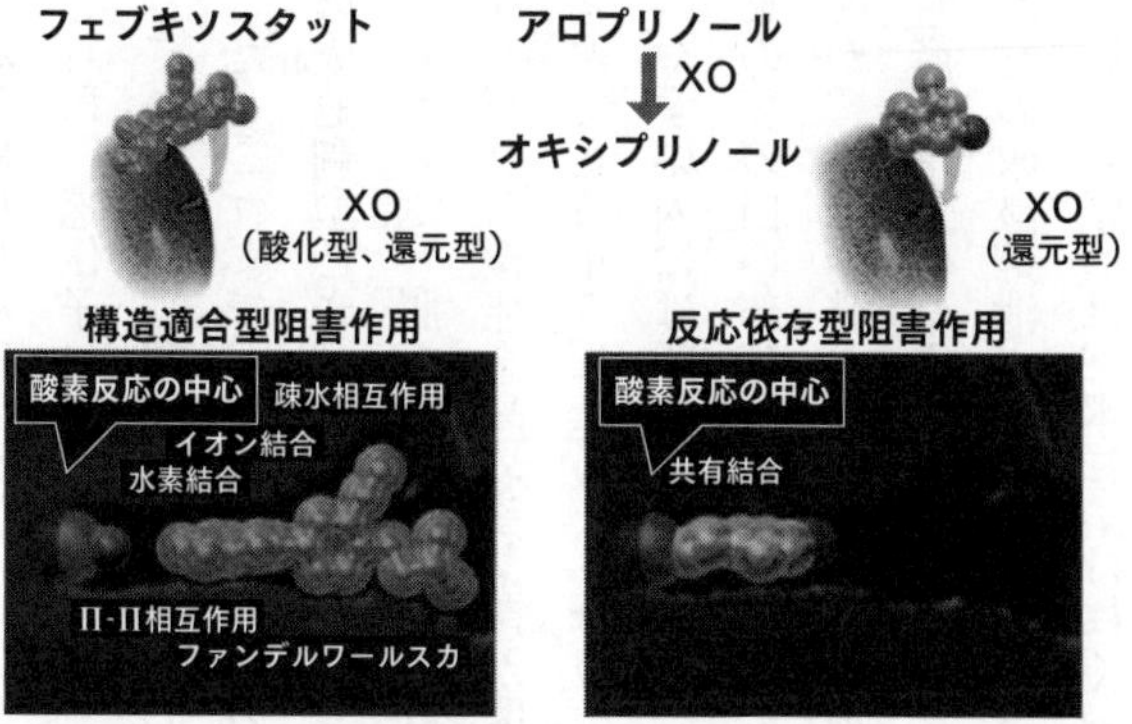

アロプリノールは共有結合の力だけで酵素反応を阻害する。酵素の形から設計されて作られたフェブキソスタットは、さまざまな物理的な力を利用して強力に阻害する

尿酸の排泄は尿からだけではない

２０１２年初頭、東京薬科大や防衛医大などのチームは英科学雑誌に、尿酸についての新しい報告を行ないました（注18）。腸からも尿酸を排泄する機能が低下することがあり、それも痛風を引き起こす一因、との報告です。

この研究チームは、尿酸を排出する役割をしているＡＢＣＧ２というタンパク質に注目しました。このタンパク質は、腎臓だけでなく、小腸や大腸にも存在していました。そこで、高尿酸血症の患者さんを調べたところ、なんと約８割の方が、ＡＢＣＧ２を作る遺伝子に変異（注

19）が認められたのです。

さらに、遺伝子に変異があって、尿酸を排泄するタンパク質ABCG2の機能が低下している人は、尿酸の腎臓からの排泄は低下せず、腸からの排泄だけが減少していました。これまで、腎臓の排泄能力が低下していないのに尿酸値が高かった人は、尿酸合成過剰型とされていました。

これからは、腸からの排泄機能低下も考えるべきかもしれません。今後、ABCG2タンパクの機能を高める薬剤が開発されれば、腎臓に負担をかけず尿酸値を下げることができるようになるでしょう。尿の尿酸排泄を増やすと、腎臓に結石《けっせき》ができてしまいやすい人には朗報です。

鳥の糞の白い部分は尿中の尿酸で、黒っぽいところが糞です。あまり知られていませんが、鳥は膀胱が無いため総排泄孔から、半固形の尿、便を排泄します。卵もそこから産み落とされます。ABCG2の人間の便への尿酸排泄の報告は、鳥類の総排泄孔からの尿酸排泄を思い起こさせるものです。

そもそも尿酸は、水に溶けにくいコンパクトな固体になりやすい性質があります。

閉鎖空間の卵の中で育つ生物には、尿酸は安全に老廃物を固めておけるため、有利なのです。鳥類は尿酸を厄介者にせず、大活用しています。生物の不思議はまだまだこの世に残されています。生命の不思議が解明されるたびに、治療方法は日進月歩で進化します。

3　痛風を未然に防ぐには

尿酸値が8を超えると要注意

長い間痛風は、美味しいお酒と肉をたくさん食べられる貴族の病気でした。栄養状態の良くなった現代では、尿酸値が高い高尿酸血症や痛風は、よく目にする病気となりました。尿酸の値は7㎎／dℓ以下が正常値です。体に入ってくる尿酸値を減らすことが重要ですので、尿酸の高い食事は控えたほうがよいでしょう。

アルコールは尿酸値を上昇させます。アルコール飲料に含まれる尿酸の原料のプリン体が主な原因とされています。プリン体自体がよく話題になりますが、アルコールが分解される過程で自ずと尿酸値が上昇しますので、飲酒自体が痛風の悪化因子となります。

また、激しい運動は、ダメージを受けた筋肉からプリン体が放出されるので、かえって尿酸値の上昇を招きます。焦《あせ》らずゆっくりした運動で、体重を減らす。つまり、体の細胞数をゆっくり減らすことでしか解決できません。ここが、プールされる量が重要である尿酸とフローである糖の考え方の大きく異なるところです。尿酸値を下げるのは、本当に長期戦です。尿酸値を下げることを、自分磨きの目標として考えていきましょう。

痛風発作を起こすかどうかは、尿酸値が7、8、9㎎／dℓ以上の三段階で大きく異なります。9㎎／dℓ以上であれば、ほぼ確実に痛風発作を起こします。8㎎／dℓであれば、起こす可能性が高まり、7㎎／dℓ以下に保っていれば痛風発作は起こしにくいといえます。尿酸はもともと水に溶けにくい性質を持っています。なんとか血液中に溶けている状態なので、血液中濃度が高まってくると、溶けきれない尿酸は結晶となって析出《せきしゅつ》しやすくなります。温度が低くなるとさらに溶けにくくなります。

理科の実験を思い出してみましょう。バーナーであぶったお湯に食塩をたくさん溶かしておいて、その食塩水を室温にもどしていくと、中に結晶が析出してきます。食塩の結晶は立方体でしたね。

同じことが人の体のなかでも起きてきます。たくさん尿酸が血液に溶けていると、温度の低い足の指やかかとの関節の中に尿酸の結晶が析出してきます。尿酸の結晶は針のようにトゲトゲです。この針が、感覚が敏感な関節の中に出てくるのです。痛くないわけがありません。結晶は「種」となるものがあると成長しますので、尿酸結晶のかけらが関節に残っていると、結晶が成長しやすくなります。一度発作を起こすと再発しやすくなります。それを踏まえて治療指針が示されています。

尿酸は男性を守っている

女性が蓄積しやすい皮下脂肪は尿酸値を下げる一方、男性が貯め込みやすい内臓脂肪は尿酸値を上昇させます。筋肉も多い男性ではそもそも尿酸が高くなりやすいのですが、男性が蓄積しやすい内臓脂肪が尿酸値を押し上げます。男性は、尿酸値を上げるアルコールもプリン体を含む肉類も大好きなので、痛風を発症しやすい条件が何重にもそろっているというわけです。

私は、男性の尿酸値がこんなにも上がりやすい理由をこう考えています。

大昔、内臓脂肪という良いエネルギー源を抱えて遠くまで男性は狩りに出かけました。炎天下の紫外線の下で、狩りという危険でストレスフルな運動を続け、大量の活性酸素に晒され続けたことでしょう。日差しの強い南アフリカの原住民は、長寿のために抗酸化物質の多いルイボスティーを愛飲していました。

尿酸は、活性酸素による体のサビつき（酸化）を強力に抑えてくれる還元剤でした。筋肉や内臓脂肪、運動が尿酸を高めるというのは、男性を守る目的があったのではないでしょうか。強い日差しのもと、営業で黙々と歩き続ける太めの男性の体を、今日も尿酸は活性酸素から守ってくれているのかもしれません。

コラム　習慣を変えるということ

経営学で有名なドラッカーは、『Management By Objective(MBO)and Self-control』という言葉を用いました。「目標による管理が、自己の行動を制御する」といった意味です。自分が望む目標を掲《かか》げて、それに向かって努力する。その努力自体が、日々の生活をコントロールするというわけです。その結果を習慣と呼んでもよいでしょう。

ここでいう『目標』が、上司に押し付けられたノルマと違うのは、主体的に自分で掲げたものであるということです。いったん自分の目標を掲げたら、いろいろな方法を試してみましょう。少しでも改善していれば、それだけで十分です。自分をほめてあげましょう。挫折しないでガンバリ続けるためには、自分をはげまし続ける必要があります。

大切なことは、『自分が主体的に考えて見出した慣れ親しめる方法』であることです。人間は、「自分で決めたことしかやりたくない」ようにできています。本書は皆さんと一緒に、その主体的な方法を編み出すことを目標にしています。いろいろな方法を試しているうちに、気がつくと習慣も変わっているはずです。

第四章　アルコールの害と、運動の必要性を考える

1　アルコールやめてみませんか？

運動のお陰で、メタボリックシンドロームを脱出したAさんの続きの話です。彼は、お酒がとても好きな人です。

「ねえ、Aさん、たくさん運動できるようになってよかったですね。でも、尿酸値も高いことですし、お酒やめてみませんか？」私はAさんに話してみました。「仕事終わった後や、ジョギングの後のビールは格別なんですよ」Aさんは答えます。

「そうなんですか。でも、ビールだけで終わりますか？」

「正直いうと、ビールの後、食事に合わせて冷酒やワインを飲みます。ほんのり甘いのが好きなんです。食事が美味しくなるんですよ。先生だから正直に白状しますけれども、お酒が足りなくなって、目の前のコンビニに買いに行ったりします。一昨日も、つまみが欲しくなって冷蔵庫をあさっていたら、妻に怒られてしまいました。飲み過ぎって言われて」

「自分でも飲み過ぎだと思いますか？　奥さんが厳しいと思いますか？」

「いえいえ、妻は正しいんです。いつでも正しい。ずいぶん食事に気を使ってくれて、手間をかけて低カロリーの割には腹持ちする食事つくってくれています。でも、お酒が進むと、たくさん食べちゃうんです。飲んでいるときにはガードが下がるみたいで。そしてまた飲んでしまうんです。そんな時に忠告されるとイラッとしちゃいます。この前も飲み過ぎて失敗しちゃいました」

「だったら、なおさらアルコールやめてみましょう。ちょっと飲むといっぱい飲んじゃうんですよね。そしたら止めればいいんですよ」Aさんはちょっと困った顔をされていました。

2 アルコールの脳への影響

あなたも慢性アルコール中毒？

アルコールというと、肝臓が問題と思われる方も多いかもしれませんが、一番の問題は脳への影響です。アルコールは一過性的に脳に快楽物質を放出させ、脳の機能を麻痺させます。その相乗作用により、最初は陽気になり、また、不安感も減らしてくれます。ところが、アルコールの量が増すと、アルコール中毒と呼ばれる状態になります。アルコール中毒には急性アルコール中毒と慢性アルコール中毒があります。あなたも、どちらかの中毒を経験したり、慢性中毒に知らず識らずになったりしているかもしれません。

ケージ（CAGE）テスト

次のテストをしてみてください。どの人でもアクセスできる大手飲料メーカーのホームページに掲載されているテストです。

問1　飲酒量を減らさなければならないと感じたことがありますか（Cut down）。

問2　他人があなたの飲酒を非難するので気にさわったことがありますか（Annoyed by criticism）。

問3　自分の飲酒について悪いとか申し訳ないと感じたことがありますか（Guilty

feeling)。

問４　神経を落ち着かせたり、二日酔いを治すために、「迎え酒」をしたことがありますか（Eye-opener)。

このテストは、頭文字をとってＣＡＧＥテストと呼ばれます。二項目にあてはまれば、アルコール中毒の危険性ありです。

先ほどのＡさんをテストにかけてみましょう。宴会の失敗を申し訳なく思っている（Ｇ）一方、奥さんの忠告を正しいとは思いながらも（Ｃ)、従っていませんでした（Ａ)。Ａさんは飲酒量も減らすべきと思いながらも晩酌をつづけていました。ケージテストに照らし合わせると、医学的には立派なアルコール依存症の可能性が高いと言えます。

強迫性飲酒の怖さ

「厳しすぎなんじゃない？」と思われる方もいらっしゃるかもしれません。ところが、魔の手はすぐそばに迫っています。それが強迫性飲酒と呼ばれるものです。脳に快楽物質を放出させるアルコールは、過度の不安や緊張から人を救ってくれるかもしれません。あるいは、アルコールがもたらす幸福感や食欲増進作用は、その場を盛り上げる良い潤滑油になるかもしれません。飲酒量も少なく、機会も少なく、その時だけなら問題は少ないともいえます。

ところが、一度飲み始めるととことんまで飲みたくなる人を見かけたことはありませんか?

最初は「明日は用事があるから今日は酒は少なめでいいよ」とか「帰ってこれから片づけなくてはならない仕事があるから、早く切り上げるよ」と言っていたのに、飲み始めるととことんまで飲んでしまう人。最後は千鳥足で、帰りたい人を引き止めたりしてまで飲み続ける。脳の理性は麻痺《まひ》してしまい、脳が快楽物質の放出のため刹那的にアルコールを渇望している状態です。これが強迫性飲酒です。

アルコールの害は覚せい剤に匹敵する

体を壊しながらも、そのものを渇望する。何かに似ていませんか？　そうです。この状況は、覚せい剤などの薬物中毒とよく似ています。

実際、「アルコールはヘロインやコカインよりも危険――英研究チームが報告」（産経新聞2010年11月6日）という記事が出たことがあります。その記事には、「英国の科学者らが、20種類の薬物の人体への有害性や依存度、他人への悪影響などの項目で評価、比較したところ、人類にとってアルコールはコカインやヘロインよりもさらに危険な物質であるとの結論を導き出した」と記されていました。

アルコールの脳への影響から、意識状態の低下による事故や争いなどにより、命を落としたりケガをしたりする率が高く、それは麻薬に匹敵するという警鐘でした。この記事の中では、年間250万人が、アルコールが原因で死亡し、全死亡者の3・8%を占めることをWHO（世界保健機関）が報告したことにも触れられています。

アルコールが入ると、コミュニケーションがよくとれるようになるので、経済的にはプラスに働くのでは？　と思われるかもしれません。ところが、2012年2月に

「飲み過ぎは4兆円の損害を社会に与えていて、5兆円の損害のタバコの損害と同様である」と尾崎米厚《おさきよねあつ》先生（鳥取大学環境予防医学）が主宰する厚労省研究班から報告が出されました。また、1985年から1990年、ゴルバチョフ大統領のアルコール摂取制限政策により100万人の命が救われたとされています。

先ほどのCAGEテストの結果にびっくりされた方も多いかもしれません。慢性アルコール中毒は暗い闇への一本道といえます。現代の医療をもってしても破壊された神経細胞を治す治療方法はないため、誰も助けることはできません。

大切なことは、「そういった状況に陥る前に引き返す」ということです。もう一度お伝えします。男性も女性も一度慢性アルコール中毒に足を取られてしまったら脱出は困難なので引き返すことが大切です。

3　アルコールの糖尿病、痛風への悪影響

アルコールによる短期的な悪影響

アルコールはそのもの自体に中毒性がありますが、メタボリックシンドロームにも悪影響を与えます。アルコールを分解する間、糖分や脂肪分の代謝が下がります。飲酒により中性脂肪が上昇するのは、アルコールを分解することで脂質の分解が遅れるためです。

体はアルコールを体内に取り込まれた毒物と同様、エネルギーを使って解毒します。内臓に負担をかけて、ビタミンをはじめ、さまざまなものを消費します。アルコールには尿酸値を上昇させる作用があることもお話ししました。

また、よく言われることがアルコールによる食欲増進作用です。アルコールの胃腸への影響と、脳への影響によります。アルコールが触れた胃腸は血管が拡張し、またアルコールそのものの刺激によって活動が活発になります。アペリティフ、食前酒が出るのは、この胃腸の働きを盛んにさせて空腹感を生み出すためです。

さらに、アルコールがもう少し進むと脳の抑制を外します。「最近、太り気味だからこのあたりで」が「こんなに美味しい物を残してはもったいない」に変わっていきます。食べ過ぎやアルコールは、今現在の糖尿病や痛風に悪影響を与えます。

アルコールによる長期的な悪影響

もしアルコール性肝炎を発症して長びくと、やがて肝硬変へと進行します。肝臓は血糖値を一定に保つ要《かなめ》の臓器です。肝臓の機能が低下すると、食事をするたびに血糖値は急上昇。食事と食事の間では血糖は急降下することになります。このような血糖値の乱高下が起きてくると、糖尿病のコントロールはとても難しくなります。

２０１１年には、英国の研究者によって「HAPIEE Study」(Health, Alcohol and Psychosocial factors In Eastern Europe) という名で知られる東ヨーロッパでのアルコールの健康への影響の調査が報告されました。ハッピー (happy) ではない報告です。その中で、連日の飲酒で、高血圧になることが示されました。日々飲酒を続けることの、心臓や動脈といった循環器系への有害性を示しています。

また、アルコールは心臓を障害し、アルコール心筋症の原因となります。アルコールは心臓の筋肉を硬くして、伸びにくくしてしまいます。拡張障害と呼ばれるこの状態は、血圧の下の値を上げていきます。心臓だけでなく動脈もアルコールによって、しなやかさを失い、動脈硬化が進みます。心臓と動脈の両方が障害されていった結果としての高血圧は、治療が大変困難です。

動脈硬化は寿命と直結しています。最近では、動脈のしなやかさの度合いを血管年齢と呼ぶくらいです。アルコールによる、震《ふる》え、記憶障害などの脳障害も有名です。循環器系も脳も劣化させ、体の老化を加速するためアンチエイジングの大敵です。

体の筋肉にも直接的な悪影響があり、アルコール性ミオパシーと呼ばれます。動脈硬化と筋肉の障害から、メタボリックシンドロームからの回復に不可欠な運動にも大きな制限ができてしまいます。

まとめてみますと、アルコールは糖尿病、痛風を悪化させ、高血圧をもたらします。さらに、脳や心臓、筋肉にダメージを与え、老化を加速します。メタボリックシンドロームを解決する上での強敵が、アルコールなのです。

私たちは、アルコールの消費が経済活動に組み込まれている危うさを知っておく必要があります。流通も進歩し、美味しいアルコールと美味しい高カロリー食が、安価に購入できるようになりました。糖分がたくさん含まれている清涼飲料水、ファストフード、インスタント食品やアルコール飲料など、原価が安く流通させやすい飲食物が経済活動に組み込まれ、世の中にあふれているのが現代です。

アルコールに溺《おぼ》れそうになった時には、ぜひ「健康のための7つの習慣」や「目標による管理が、自己の行動を制御する」を思い出してみてください。

4 メタボリックシンドロームと脳は、大いに関係している

メタボリックシンドロームには脳が最も重要

私が長い距離走っていて最後の頃、疲労困憊《こんぱい》して、走る速度が落ちてしまったことがあります。ところが、遠くにゴールが見えてきた途端に「あぁ、あそこまででいいんだ」と思って気持ちが楽になり、走りやすくなりました。もし、肉体の疲労が本当

に極限に達していたのなら、それ以上速度は上げられなかったことでしょう。

人間には、自分の体を守るための脳の安全装置があります。体が故障してしまう前に、脳が「もうやめたほうがいい」と判断して、走る気力を失わせたのだと思っています。私たち人間は、脳に支配された存在なのです。

多くのメタボリックシンドロームの本には、運動と食べ物のカロリーのことだけが記載されていますが、脳や神経の重要性にはあまり触れられていません。私は、人間を支配している脳と神経が、メタボリックシンドロームの解決には最も大切だと思っています。

先ほどの「運動のノルマを作らない、体の状況にあわせて運動量を変える」というのも、運動を控えるように命じる脳の安全装置を作動させないためです。ノルマを作ると、人は無理をしがちです。体に無理がかかっていることを感じた脳がブレーキをかけると、大ブレーキになってしまいます。だからノルマを作ってはいけなかったのです。ブレーキを踏むことなく、滑《なめ》らかに疾走していくことにしましょう。

脳―脳、脳―体の連携

脳の頭頂部の表面にある運動野《うんどうや》という場所には、体を動かす指令を出す細胞が集まっています。そこから神経細胞が細く長く伸びて、脊髄《せきずい》に降りてきます。脊髄では別の神経にバトンタッチします。その神経が細く伸びて隅々の筋肉まで分布しています。

運動の命令の最初は脳から発生し、長い旅を経《へ》て体中の筋肉に届けられます。運動の命令をスムーズにするために、小脳という頭の後ろ側にある小さな脳もフル回転します。

小脳は、運動をスムーズにしたり、体のバランスを取ったりするために重要な脳です。小脳はシンプルな作業をものすごい速度でこなすことができます。小脳のお陰で私たちは、素早く走ったり、クルッと後ろ向きに振り返ったりすることができるのです。このように小脳と大脳、脊髄は得意な分野の能力を発揮して協力しあい、脳内の連携プレーを繰り返しているのです。

神経は筋肉だけではなく、血管や脂肪の組織にも、汗を出す汗腺にも分布しています。焦《あせ》った時に「手に汗を握る」ことはよくあります。脳からの神経の枝はそうやって体の隅々まで届いていて、体のコンディションを整えています。

交感神経、副交感神経といった自律神経も神経の仲間です。交感神経が活発に働くと、脂肪は分解されてエネルギーに変わります。上手に交感神経を活性化させることは体重減少に重要な鍵となります。

また、私たちが急に立ち上がった時、足の血管は瞬時に収縮します。足に血液が溜まってしまって、脳に行く血液が減って気を失わないようにするためです。この反射にも交感神経が働いています。

連携プレーはサビついていく

ずっと寝たきりの状態を続けていた人は、急に起き上がるとたいてい「たちくらみ」を起こします。それは、先ほどの足の血管を収縮させるという神経の仕組みがサビついてしまったためです。少しずつ訓練するうちに神経回路が回復し、「たちくらみ」を起こさなくなっていきます。

筋肉に行きわたる神経も同じです。運動不足が続いていると、脳と筋肉の連携がサビついてしまっています。筋肉は、脳の命令を受け取るだけの受け身の臓器ではありません。筋紡錘《ぼうすい》と呼ばれる筋肉の伸び縮みの状態を計測するセンサーや、老廃物質の蓄積やダメージを知らせる知覚のセンサーなど、いろいろなセンサーを備えています。

それらの情報は、リアルタイムに脊髄や脳に伝えられます。私たちが目をつむっていても、手や足がどのような状態かわかるのは、そういったセンサーのお陰です。体を動かすときに、脳と筋肉は、ものすごい速度でやり取りを繰り返しているのです。でも、運動不足が続くと、そのやり取りの効率が落ちてしまい、連携プレーがうまくいかなくなります。

運動は脳を育てる

一念発起したものの、体を動かすのがしんどいのは、単純に体重や蓄積した脂肪の体積のためだけではありません。運動するための脳内や神経と筋肉の連携プレーの効率が落ちてしまっているため、あたかもサビた歯車をゆっくり回すように苦労を伴います。

ですから、脳内の連携も、脳と筋肉の連携も悪い運動不足の人が急に運動するとトラブルになります。正しい命令が筋肉に伝わらない上に、筋肉が思ったように動きません。その結果、転んでしまったり、関節や筋肉を痛めてしまったりします。まずはゆっくりした運動から始めて、様子をうかがうことが大切です。

脳と運動に関しては研究が進んでいます。『脳を鍛えるには運動しかない！』（日本放送出版協会）というそのものズバリの題名の本も登場しています。運動は脳神経細胞を増殖させる因子や、シナプスを支える因子が増加するというメカニズムが報告されました。運動をきちんと行なわせると、子供たちの成績が改善されただけでなく、積極性や思いやりといった精神面も改善されました。また運動は、情報過多で注意散漫になりがちな現代人の脳機能を整えたり、認知症予防になることが示されています。脳は体に運動の指令を出し、運動が同時に脳を育てるというわけです。

ユウェナリスの「健全な精神は健全な肉体に宿る」“A sound mind in a sound body”

という格言を思い出します。両者は共に成長しあう関係にあるのです。

人間の覚醒度や感情は、セロトニンやノルアドレナリンといった神経伝達物質に左右されています。神経伝達物質とは、神経と神経の間をつなぐ物質です。神経伝達物質が減少すると、神経と神経の間のやり取りがうまくいかなくなり、脳の機能低下をきたします。

代表的な神経伝達物質には、セロトニン、ノルアドレナリン、ドーパミン、アセチルコリン、GABA（ギャバ）などがあります。たとえば、セロトニンを伝達物質に使っている神経回路はセロトニン系、ノルアドレナリンならばノルアドレナリン系と呼ばれます。

うつ病は、脳内のセロトニンが減少する病気として有名です。セロトニン系の神経細胞の機能低下によって、脳を支える基礎的な活動に問題が起きてくると考えられています。そのためほとんどのうつ病の薬は、脳内のセロトニンの働きを高める作用を目的としています。

運動が、脳内のセロトニンやノルアドレナリン系の神経の活動を活発にすることで、うつ病に良い働きを持つことが報告されています。さらに運動は脳にＢＤＮＦ（Brain-derived neurotrophic factor）という物質を増やします。ＢＤＮＦは神経細胞を修復したり、寿命を延ばしたりする作用があります。人類の頭脳の発達にも、歩行運動が影響したと考えられています。

やりやすい運動というのは、その人それぞれです。自分なりの運動方法を工夫してみましょう。

村上春樹《むらかみはるき》さんに『走ることについて語るときに僕の語ること』（文藝春秋）という著書があります。規則正しくストイックに走ることが小説を書くという頭脳の作業へどのような影響を持つのか、精密に描かれています。走ることは、脳に確実に影響を与えます。

運動は心を明るくします。体力がついてきたり、体型の変化を検診の人にほめられたりすることは嬉しいことでしょう。どんなに絶望的なときにも、朝のランニングを欠かさないことで心が救われることについては『55歳からのフルマラソン』（江上剛《えがみごう》著、新潮新書）という本にイキイキと描かれています。走ることは、メタボリックシンドロームを解決しながら心を救うのだと、この本を読むとわかります。

全く違う分野の村上春樹さんと江上剛さんが、走ることがその刹那に心に与える短期的な影響だけでなく、走る人の思考の様式や、思想や人生に対する長期的影響についてそれぞれの検知から分析を加えているところが面白いところです。運動が脳を変化させて、その人の人生を変える。それが真実なのでしょう。

脂肪と脳の関係

脂肪も脳に影響を与えます。溜まりすぎた脂肪細胞は、見てくれが悪いだけでなくホルモンをたくさん分泌していることをお話しいたしました。脳に影響を与えるホルモンの一つはレプチンです。

レプチンは脳に大まかな体の脂肪の量を教えてくれます。レプチンが増えると食欲が低下して、必要以上には脂肪が増えないようになります。食欲が低下して脂肪細胞が減ってくると、レプチンが低下して食欲が増します。このように、レプチンは脂肪細胞を一定に保つ働きがあります。

もう一つ重要な発見がありました。レプチンはインスリン抵抗性を改善してくれるのです。遺伝的にレプチンが働きにくい人は、インスリンの働きが悪くて糖尿病になってしまいます。その人にレプチンを補うと、糖尿病が改善することがわかりました。

ところが、具合の悪いことに脂肪細胞が増えすぎると、レプチン量が多いにもかかわらず、レプチンの効果が低下します。これをレプチン抵抗性と呼んでいます。インスリンがたくさん出ているのに、インスリンへの反応が悪化するインスリン抵抗性によく似ています。

もともと人類は、他の動物と同様、栄養不足に常に悩まされる生き物だったと考えられています。そういったときには、体の脂肪量増加→レプチン上昇→食欲低下→脂肪量低下→レプチン低下→食欲増加→脂肪量増加、というフィードバックは良好に働いていました。

ところが、飽食の時代になり、レプチンの働きが落ちると、体の脂肪量増加→レプチンの過度で継続的な上昇→レプチン抵抗性→食欲低下が起きないといったフィードバックが利《き》かない状態になってしまいます。

さらに悪いことにレプチンによるインスリン感受性改善効果も悪化します。肥満になるとレプチンの脳へのフィードバックが落ちて食欲が増加する上に、インスリン抵抗性が増し、代謝が落ちて、さらに肥満になるという悪循環に陥ります。

エネルギーを燃やすアディポネクチン

脳とアディポサイトカインの話題になりましたので、アディポサイトカインの話をもう少し続けることにしましょう。

脂肪細胞から放出されるホルモンで、レプチンと並んで重要なものにアディポネクチンというホルモンがあります。アディポネクチンは1996年に大阪大学の松澤佑次《まつざわゆうじ》先生が中心になって発見したものです。沈黙の臓器と思われていた脂肪細胞が、盛んにいろいろなホルモンを放出して体に多大な影響を与えている、ということを気づかせてくれた大発見でした。

アディポネクチンはインスリン抵抗性を改善させます。アディポネクチンがきちんと存在することが、インスリンの働きを助けてくれているわけです。

肥満による糖尿病を起こしているマウスでは、まず肥満が起きてアディポネクチンの分泌が低下してきます。それに伴い、インスリン抵抗性が増して、糖尿病になることが確認されました。そして、アディポネクチンを補うと、糖尿病が改善しました。アディポネクチンは、どうやら糖尿病に直結しているようです。

もっとよく調べてみると、どうやらアディポネクチンはインスリンの働きを高めるだけでなく、筋肉などでエネルギーを燃やすことを促進していることがわかりました。脂肪組織が増えると、善玉レプチンの効果は落ちていき、善玉アディポネクチンのほうは分泌される量が落ちます。つまり、脂肪が多すぎると、善玉アディポサイトカインが総崩れ状態になるので、まさに踏んだり蹴ったりになってしまうのです。インスリンと同じぐらい、アディポサイトカインは糖尿病で重要なホルモンということがおわかりでしょう。

日本人が陥りやすい「アディポネクチン減少症」

私たちの体は両親からいただいたものです。両親の遺伝子情報が混ざって、私たちの体を作る設計図になっています。いろいろなところから、日本列島に人類がやってきて私たちの祖先となりました。彼らが有《ゆう》していた遺伝情報が代々伝わり、私たちの体の設計図になっています。

お酒の強い人、弱い人、全然飲めない人がいます。お酒に強いかどうかは、アルコールを分解する酵素の働く力の強さに比例しています。両親ともお酒が強いと、子供もお酒が強くなりやすい傾向があります。効率良くアルコールを分解する酵素の設計図が子供に遺伝するからです。でも、通常の生活では、アルコールを分解する酵素の設計図がどんなものであるのかは問題になりません。

このように通常の生活ではわからない遺伝情報の違いは、科学的に分析すると明らかにすることができます。このような設計図の違いを、遺伝的多型《たけい》と呼びます。

日本人のいろいろな人の設計図を詳細に調べてみると、アディポネクチンが下がりやすい性質を持つ人が半数に上ることが判明しました。私たち日本人の半数は、肥満になるきっかけがあると、あまり頑張れずにすぐにアディポネクチンが減ってしまうのです。

若い増殖する脂肪細胞は小さな形をしていますが、脂肪をどんどん蓄えていくと大きな成熟した脂肪細胞になっていきます。この大きく成熟した脂肪細胞になると、とたんにアディポネクチンの分泌は減少します。

私は、飢餓状態が続いていた大昔の状況に想像を馳《は》せます。幸運にも、十分な食事を取ることができた結果、成熟した脂肪細胞は、きっと宝物だったのではないでしょうか。

そして、祖先の体は考えます。「せっかく蓄えた脂肪をどんどん失ってしまうことはもったいない。それならば、アディポネクチンを減らして、燃えにくい体にしておこう。ついでに食事が潤沢《じゅんたく》にあるならば、レプチンも働きにくくして食欲も増したままにして、どんどん食べておこう。またいつ、こんな幸運な時がやってくるかわからないのだから……」と。

ところが、高脂肪な美味しい食事が尽きることなくやって来るようになった現代では、このメカニズムが裏目に出てしまっています。

アディポネクチンは、運動で増やすことができます（注20）。運動のアディポネクチン上昇作用も重要なことです。

最近になり、名古屋大学の循環器の先生方がＣＴＲＰ９（C1q/TNF-related protein 9）という脂肪が産生する新しいホルモンを見つけました。このホルモンを投与しておくと、急性心筋梗塞を起こさせたマウスの病変が小さくなったのです。どうやら、ＣＴＲＰ９もアディポネクチンのように善玉アディポサイトカインのようです。

そこで、肥満マウスを調べてみると血液中のＣＴＲＰ９濃度は低下していました。これも、肥満になると量が減ってしまうアディポネクチンにそっくりです。ＣＴＲＰ９の濃度を上げる薬剤が開発されると、心筋梗塞を起こしてしまった時に病変部位を小さくできるかもしれません。アディポサイトカインが薬になる日が来るかもしれないのです。

あるときは善玉、あるときは悪玉

アディポネクチン、レプチン、ＣＴＲＰ９といった「善玉」アディポサイトカインがある一方で、ＴＮＦα、ＰＡＩ－１、アンジオテンシンといった「悪玉」アディポサイトカインが脂肪細胞から分泌されることをお話ししました。

ＴＮＦα、ＰＡＩ－１、アンジオテンシンは本当に悪玉なのでしょうか。飽食の時代では悪玉かもしれません。しかしながら、人類がかつかつの食料で暮らしていて、たまに食べる食事の栄養を脂肪に蓄えていた大昔を想像してみましょう。

私たちの祖先は、崖を登り、大地を走り、獲物を追いかけて貧弱な武器だけで危険を冒して獲物を捉えにいきました。走りこんで獲物を捕まえるのが、ネアンデルタール人に人類が勝った理由であることも紹介いたしました。

ケガも多かったことでしょう。そんな時、自分の体に背負った燃料である脂肪細胞から、ケガをしたところにケガを治す炎症細胞を集めるＴＮＦα、出血を止めるＰＡＩ－１、出血があっても血圧を上げるアンジオテンシンが分泌されるなんて素晴らしいことではないでしょうか。脂肪組織は、体を支えるエネルギーを供給しながら傷も治してくれる心強い友人だったのです。昔は大活躍した脂肪組織も、食料や塩分が過剰に供給される先進国では厄介者扱いされているだけです（注21）。

きっと、今でも原始的な暮らしをしている人々では、こういった「悪玉」アディポサイトカインは、「善玉」アディポサイトカインとして活躍していることでしょう。痩《や》せ過ぎで脂肪を失った人々が、長生きできないのも脂肪組織が生命に必要であることを示しています。

5　睡眠・覚醒と、メタボリックシンドローム

サーカディアンリズムを整える重要性

体のリズムを刻んでいる脳は、体のエネルギー代謝をコントロールしています。アルコールは夜更《ふ》かしを増長し、正常な睡眠リズムを障害します。深酒《ふかざけ》の後、時間的には寝ているのに寝不足のような感じがするのは、二日酔いだけではなく生理的な睡眠が障害されたためでもあります。

人間の体には、睡眠リズムをはじめとした体内時計が備わっています。睡眠と覚醒のリズムを作るメラトニンの分泌も、その一つです。こういった一日の体の変化のリズムをサーカディアンリズムあるいは日内リズムと呼びます。

榛葉繁紀《しんばしげき》日本大学薬学部准教授は、22時から2時の間、昼間に比べてＢＭＡＬ１(Brain and muscle Arnt-like protein-1)というタンパク質が数十倍多く増加することを見出しました。ＢＭＡＬ１は、栄養を脂肪に蓄積する酵素を活発にさせます。医師や看護師などの医療従事者やタクシーのドライバーの方など、もともとサーカディアンリズムが崩れてしまっている人は、ＢＭＡＬ１が常に多い状況に陥ることも明らかになりました。

こういった生活になってしまうと、常に体が脂肪を蓄えやすくなってしまうわけです。夜遅くまで飲酒して食事をして、朝寝坊すると太っていきます。朝早く起きて、夜早く寝るという規則正しい生活が大切です。「健康のための7つの習慣」でも、きちんと寝ること、朝ごはんを食べることといった生活の規則正しさが挙《あ》げられていました。ＢＭＡＬ１が発見される前から、ブレスロー教授は、大勢の人たちのデータから人間の体内時計であるサーカディアンリズムの重要性を確認していたわけです。

さらに、肝臓の細胞内に脂肪を蓄積するリズムに、インスリンが関係しているという報告がなされました。きちんとした時間に食事をして、インスリンの分泌を昼間にしておかないと脂肪肝やナッシュが悪化します。肝臓を守るためにも、サーカディアンリズムが重要になってきます。

睡眠時無呼吸症候群と糖尿病

昼間、耐え切れない睡魔に襲われてしまう病気があります。睡眠時無呼吸症候群と呼ばれます。夜間、ガアガアといびきをかいたと思ったら、ピタっと音が止んで息が止まってしまう。しばらくすると、苦しくなってもがくように呼吸が始まり、またガアガアといびきが始まるということを繰り返す状態です。

息が止まって苦しくなる時に、睡眠が分断されるため、脳が休まる時がありません。寝ているのに睡眠不足の状態となってしまいます。そのため昼間、耐え難い睡魔が襲ってきて、本人も気づかないうちにカタッと意識を失って寝てしまうのです。

電車やトラックの運転手さんが、睡眠時無呼吸症候群の意識消失発作によって事故を起こしてしまったことがありました。注意深く運転していても、本人の意志ではあらがうことのできない発作ですので、そのままでは発作を防ぐことができません。

肥満により喉や舌根《ぜっこん》部にも脂肪が蓄積して、空気の通り道が狭くなってしまうことが原因です。寝ている時に狭くなった喉の奥が重力で落ちてきた舌根によってふさがってしまうのです。

ガアガアいびきをかいている間は、喉を震わせながらも自分の呼吸の空気の力で何とか呼吸できています。ところが、空気の流量が落ちるとピタっと喉の奥の空間が閉じてしまい、窒息状態に陥ります。

治療としては、CPAP（Continuous Positive Airway Pressure、経鼻的持続陽圧呼吸療法）といって、寝ている時に空気が流れ続けるマスクを装着することで空気の通り道を確保する方法が一般的で、マスクも改良されてきています。保険診療で行なうことができます。最近は、持続的自動気道陽圧ユニットの小型化が進んでいます（写真3）。

睡眠時無呼吸症候群の合併症

1993年にアイスランドの女性を調査したところ、睡眠時無呼吸症候群が女性にも多く、高血圧が合併していることが報告されました。その後のいろいろな調査により、睡眠時無呼吸症候群の人は、高血圧だけでなく、糖尿病、心筋梗塞、脳卒中などの合併症が多いことがわかってきました。

睡眠時無呼吸症候群では一時的な呼吸障害によって、酸素の取り込みが悪くなります。低酸素の状態は、副腎《ふくじん》や脳下垂体《のうかすいたい》というホルモンの要所からのホルモン異常をきたし、糖の代謝が低下します。さらに、善玉レプチンが低下することも知られています。

私たちは、寝ている時には、血糖値を下げる副交感神経という、リラックスするときに活動性が高まる神経回路が活発になります。安定した睡眠が、無呼吸発作で分断されるため、副交感神経の活動が安定せず、血糖値が上昇してきます。

肥満度とはあまり関係がなく睡眠時無呼吸症候群そのものだけでも糖尿病が悪化する、という報告もなされています。どうやら睡眠時無呼吸症候群は、複数の要因に悪影響を及ぼし、糖尿病を増悪させるようです。

また、呼吸障害による低酸素は赤血球を増やします。入ってくる酸素が少ないため、酸素の運搬役である赤血球を増やして補おうとするからです。酸素の少ない高地トレーニングを積むと、赤血球が増えて運動能力が上がるのもそのためです。濃い血液は、血管内で目詰まりを起こしやすくなります。睡眠時無呼吸症では、低酸素の上に目詰まりを起こしやすいため、心筋梗塞や脳梗塞を起こしやすいのではないかと考えられています。

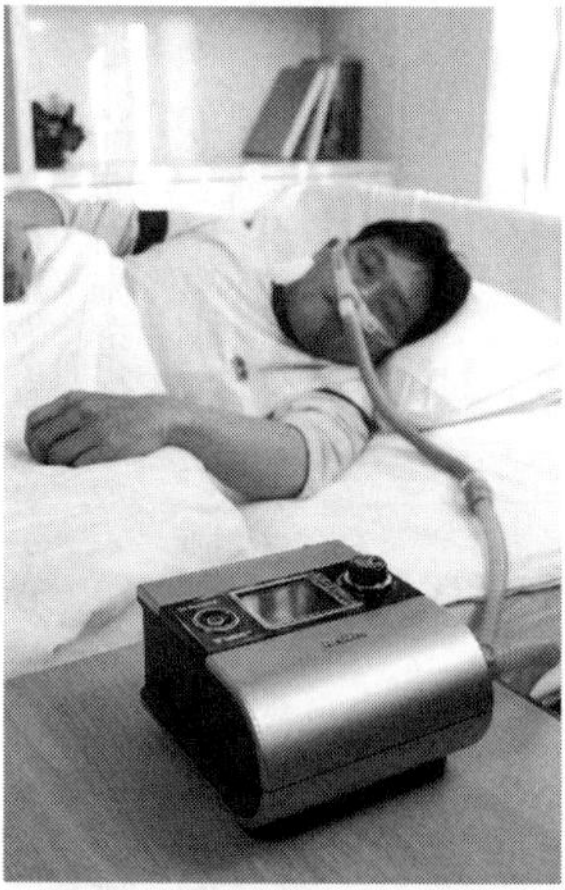

写真3 小型になった持続的自動気道陽圧ユニット（S9レスポンド フクダ電子提供）

アルコールは、脳の機能を低下させて無呼吸発作を悪化させることが知られています。ご主人が飲酒した後の睡眠で、奥さまが無呼吸発作に気づくこともよくあります。

「あなたは酔って寝ると息が止まりやすいから、あまり飲まないでね」

と指摘された方もいるかもしれません。こういったことを踏まえ、ＣＰＡＰによる呼吸の補助治療を行なっていない重症の睡眠時無呼吸症の患者さんに突然死が多いことは、悲しい事実です。睡眠時無呼吸症候群のある人はアルコールをひかえたほうがよいでしょう。メタボリックシンドロームの改善は、睡眠時無呼吸症候群の改善にも意味があります。

コラム　人の体に存在するものには、善も悪もない

ものごとは簡単には善悪がつけられません。「コレステロール値が高い人は、コレステロールが動脈にペタペタ張り付いて動脈硬化が進むから、コレステロールは悪」というのも、短絡的な考えです。1994年にエール大学の先生が、老人ではコレステロール値が低い人のほうが高い人よりも心臓発作だけでなく感染症にかかりやすいことを報告しています。コレステロールの謎（The Cholesterol Myths）と言われています。

さらに、人類の生命に必須のビタミンDは、日光の力でコレステロールから作られます。皮膚の色が薄い人類は、血中コレステロールを上げる仕組みを備えてきたと考えられています。また、糖尿病で糖が血液に多く含まれると、寒冷地で凍傷になりにくいという報告もなされています。糖尿病の合併症は長寿になって現われてくるものです。寒冷環境が過酷で人類が短命だった頃には有利だったかもしれません（『迷惑な進化』シャロン・モアレム著（注22））。

鎌形《かまがた》赤血球という、酸素を運ぶ赤血球が変形してしまう遺伝病があります。酸素を運ぶ能力が低く、赤血球も壊れやすいため、健康的な生活を送るのが困難です。しかし、鎌形赤血球を持つ人は、マラリアにはかかりにくいため、マラリアで命を落とす危険性は減ります。複雑系の生命体では、一つのものが複数の側面を持ちます。ある正常値を決めてそれを盲信してしまい、改善に猛進するというのは誤りです。その代わりに何かを失っているかもしれないからです。

第五章　メタボリックシンドロームから離脱する

1　ダイエット成功の鍵は脳にある

ポンコツをポルシェに

ポルシェは美しい車です。子供の時にポルシェのミニカーを買ってもらったことがあります。どことなくカエルを思わせるユーモラスな顔つきながら、流麗な曲線で形成された車体は、何度見ても飽きない形をしていました。

服飾ブランドのエンポリオ・アルマーニのモデルを務めているベッカムやロナウドの肉体も、ポルシェのようです。ミケランジェロの作ったダビデ像より美しいかもしれません。

たとえ今はメタボリックシンドロームと言われても、昔はラガーマンだったり、テニス少女で、美しい肉体を誇っていた人もいるでしょう。それがいつしか仕事や家事に追われてストレスフルな生活の中で体が錆びついてしまった結果のメタボかもしれません。「お金も時間もあって、最新の体づくりのメソッドを持っているベッカムやロナウドのようなことはできないよ」といった嘆きも聞こえてきそうです。

これまでの多岐にわたった内容をおさらいしながら、ポンコツをポルシェに近づけていく方法を考えてみましょう。サルではネズミのようにカロリー制限をしても、寿命は延びないことが「ネイチャー」という一流の科学雑誌に報告されました（注23）。サルやヒトは、ネズミとは違うようです。ヒトは一日に一食もしくは絶食してカロリー制限しても、得られるものは少ないようです。やはり脳と体の仕組みからみた、メタボリックシンドロームを改善させる適切な食事と運動の方法を取ることが必要です。

脳をだます食事

食事の基本は、脳に空腹感を感じさせないことです。食事療法でも、大切なのは脳です。第二章に出てきた3カ条が基本になりますが、「脳にひもじさを感じさせてはいけない」工夫が必須です。

私たちは食欲など、脳が作る本能に勝つことはできません。理性が本能に負け続けたからこそ、人間は命を長らえているとも言えます。親しい人が亡くなった日に「こんな時でも食欲だけは規則正しく起きてくる」と嘆いていたとしても、それは生きるために必要な本能です。

メタボリックシンドローム対策のため、「一日中お腹が減っている」、あるいは「お腹が減って寝られない」などというのは愚の骨頂です。いつか本能に負けてしまって、大食いしてしまうことが目に見えています。サーカディアンリズムからみても、夜中の大食いは太ります。空腹感は、血糖値の低下だけではなく、胃の状態が重要です。胃袋が長時間充満することが、満腹感をもたらします。胃袋が充満したと思わせるためには、体積と水分量や重量が必要です。ここに答えが隠れています。

私は、こう説明しています。

たとえば煮物やおでんであれば、白菜や春菊などの野菜やコンニャクやシラタキをまず食べる。えのき茸《だけ》やしいたけなどのキノコ類でもいいでしょう。次に鶏肉や豚や牛肉などのタンパク質を食べる。こういった動物性タンパク質には必ず脂質が含まれますから、間に野菜やキノコ類をはさんでください。野菜やコンニャク、キノコ類は繊維類が多いため、たくさん噛んで顎《あご》を使います。噛んでいるうちに脳の満腹中枢が刺激されます。

そして、お茶や汁物《しるもの》を飲んで、一服して時間を稼いでもらいます。水分で胃に重さをかけることと、一服することで胃が充満しつつある情報や血糖値の上昇を脳が認識する時間を稼ぎます。最後に、ごはんやうどんを足りない分補う感じで少なめに食べて終わりにします。最近ではコレステロールの摂取にはあまり神経質にならなくてよくて、植物性油脂や炭水化物を控えるほうが重要であることがわかってきています。

忙しい時には温野菜とインスタントを利用する

食事の順番を、野菜↓汁物↓タンパク質↓少量の炭水化物とする温野菜バージョンもあります。その日の特売の野菜をシリコン調理器に入れてレンジで加熱して温野菜を作り置きしておいていただくものです。期限切れ間近だったり、少ししなびていても、加熱するので問題ありません。

いっぺんに作ると手間が省けます。週末に冷凍しておけば1週間持ちます。価格も抑えられます。継続することが大切ですので、手間と価格を省くことも重要です。帰りのスーパーの特売をのぞくのを日課にして、クリニックから卒業されていった方も

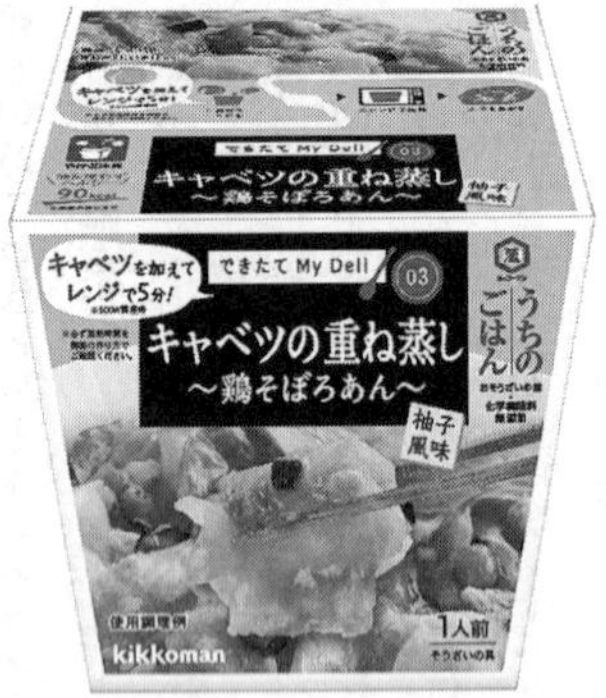

写真4　できたてマイデリキャベツ（キッコーマン㈱提供）。野菜食のバリエーションを電子レンジで手軽に楽しめるようになった

いらっしゃいました。

また、キッコーマンから、キャベツを入れてレンジで加熱するだけでよいパッケージを使った商品が販売されるようになりました（写真4）。キャベツには甘みもあり、かさもあります。先に食べておけば、脳に満腹感を感じてもらえるでしょう。

汁物に関しては、最近フリーズドライの汁物が著《いちじる》しく進化していますのでそれを利用してもらっています。温野菜を食べて、豚汁や味噌汁を全部飲んでから、焼き魚や脂身の少ない豚の生姜焼きを食べる。お茶を飲んで、一服。これなら一人暮らしの男性でも実現できるでしょう。

もうすでにお腹いっぱいになりつつあるけれども、デザートのつもりで甘みを噛みしめながらご飯を少し食べておしまいにする。食後のアイスクリームやおまんじゅうは控えて、お米の甘さで代用しましょう。

魚の代わりに魚肉ソーセージ

リサーラという魚肉ソーセージ（写真5）を使うバリエーションもあります。本当は魚で置き換えがしたいのですが、魚を食べるための準備は手間がかかります。通常の魚肉ソーセージは臭みを減らすため「さらして」しまうため、魚油は取り除かれてあまり含まれていません。そのためリサーラは、後から魚油の中のDHAやEPAといったω3脂肪酸を練りこんであります。リサーラは水産庁の「ファストフィッシュ」ブランド第一回目選定品でもあります。

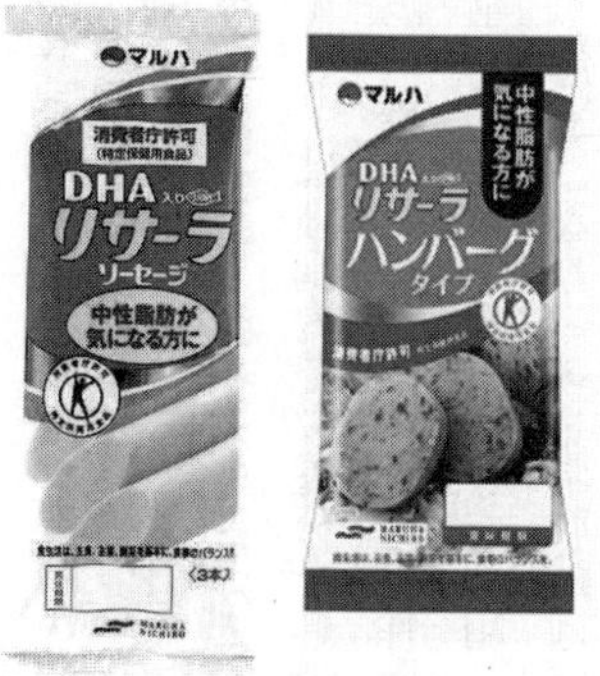

写真5 DHAを多く含むリサーラ。ソーセージタイプとハンバーグタイプがある（2012年10月現在 マルハニチロ提供）

ω3脂肪酸は不飽和脂肪酸の一種で、

そのままでは酸化してしまう不安定なものです。魚肉のタンパク質に練りこまれているので、酸化が防がれ胃腸からの吸収も良いように工夫されています。もともとω３脂肪酸は体の細胞のＰＰＡＲγ（ピーピーエイアールガンマ、Peroxisome Proliferator-Activated Receptor γ）を活性化させることが知られていました。ＰＰＡＲγは細胞内で栄養分を燃焼させてエネルギーを作ることを促す因子です。糖尿病の治療薬（アクトス）や中性脂肪を下げる薬剤（フィブラート系薬剤）は、ＰＰＡＲγを活性化させることを利用しています。

最近になり、ω３脂肪酸は肝臓、筋肉、血管の細胞の表面に存在するＧＰＲ１２０というレセプターに結合して、細胞に刺激を与えることが発見されました。ω３脂肪酸は、ＧＰＲ１２０を介してＰＰＡＲγを活性化させてエネルギー消費を増加させているようです。さらに国立がん研究センターから肝硬変、肝がん予防が報告されました。さらにω３脂肪酸のＰＰＡＲγ刺激作用は、抗炎症作用も有しているようです。異所性脂肪のマクロファージによる炎症がナッシュの原因でした。

ω３脂肪酸を含む魚油はこのような利点が多く、魚食の日本食文化はメタボリックシンドローム予防やがん予防には大いに理《り》にかなったものです。リサーラはかさのある食品なので、脳が空腹感を感じることを避ける食品の置き換えが簡単です。

菓子パンやケーキ、スナック菓子類は、糖分と脂肪分を両方摂取するので脂肪が体に蓄積しやすい組み合わせです。お菓子がわりに食べることで、植物油などの油脂類や炭水化物の過剰摂取を予防できます。肉の代わりに、ハンバーグタイプを置き換えることも可能です。私は、リサーラを「良質なω３を含んだタンパク質コンテナ」と考えて、新しいレシピを研究しています。

マグロなどの食物連鎖の頂点に位置する魚では、水銀が問題になりますが、リサーラには水銀が含まれていません。魚資源の枯渇も危惧《きぐ》されていますので、魚そのものへの代替食品としても優れているといえます。

ＧＰＲ１２０のレセプターを刺激することは、エネルギー消費だけでなくインスリン抵抗性も改善させます。ＧＰＲ１２０を刺激する合成薬剤は、生理的にメタボリックシンドロームを予防する夢の薬剤になるものとして激しい開発競争が始まっています。日本の魚食文化や魚介類の多い地中海食は未来を先取りしていたのです。

2　運動がなぜ大切か

運動は、アディポネクチンと燃える褐色脂肪細胞を増やす

ここまでの復習を兼ねてみましょう。メタボリックシンドロームからの回復は、食事だけではエネルギーのフローの面からも片手落ちです。筋肉を動かせば、筋肉へ流れ込む血液量が増加して脂肪や糖を燃やすための仕組みが回復してきます。筋肉細胞でのＧＬＵＴ４が増加してくると、インスリン抵抗性も改善してきます。また、運動によりミトコンドリアが増えれば、エネルギーを燃焼させる場所が増えてきます。

新潟県でのニートの取り組みをご紹介しました。日常生活の活動の形をちょっと変えるだけで、筋肉を使えるというものでした。ニートは、脳と筋肉の連携を開始し、発展させるためにも優れたものです。

運動を制するものはメタボリックシンドロームを制します。脂肪細胞が分泌するホルモン、アディポサイトカインがメタボリックシンドロームに大きな影響を与えていました。運動が善玉アディポサイトカインのアディポネクチンを増加させて、インス

リン抵抗性を改善することは常識のようになってきています（注24）。

食事制限だけで体重を減らしたラットよりも、運動を行なったラットのほうがアディポネクチンが増加していました（注25）。さらに最近では、肥満や糖尿病の治療にアディポネクチンの増加は必須で、どんな運動がアディポネクチンを増加させるのかという研究にまで発展しています（注26）。

運動は、さらに褐色脂肪細胞という特別な脂肪組織を増やすことが知られています。

内臓脂肪、皮下脂肪などの脂肪組織は、エネルギーを蓄積させることが目的です。内臓脂肪、皮下脂肪は白色脂肪細胞と呼ばれますが褐色脂肪細胞というまったく違う脂肪組織が存在します。

褐色脂肪細胞は、肩甲骨の周辺に少量ある通常の脂肪とは異なり単純に脂肪を燃やして熱を発生させるための特殊な脂肪組織です。褐色脂肪細胞はＵＣＰ‐１（脱共役タンパク質—1）を備えています。通常の脂肪細胞は、細胞内に抱えている中性脂肪をミトコンドリア内でＡＴＰ（アデノシン三リン酸）という細胞で使えるエネルギー源に変化させます。ATPは細胞内で使える万能の硬貨のようなもので、タンパク質合成、老廃物質の処理などさまざまな用途に用いられます。筋肉の伸び縮みもATPを利用したものです。

褐色脂肪細胞のミトコンドリアにあるUCP－1は、特殊な働きをしていて、脂肪からはATPを作りません。なんと、中性脂肪を直接燃やして熱エネルギーにしていく働きをしています。運動は白色脂肪細胞を褐色脂肪細胞化することが知られています。褐色脂肪細胞が多くなれば、脂肪の燃焼サイクルが短くなりエネルギーを効率よく燃やせるようになります。

有酸素運動と無酸素運動

筋肉の運動には酸素を使う有酸素運動と、使わない無酸素運動があります。

１００m歩いたり走ったりすることを考えてみましょう。オリンピック選手は１００mを10秒ほどで走ります。ウサイン・ボルト選手はなんと、9秒58で駆け抜けます。速い速度で走るとき、人間は呼吸を止めています。陸上競技は、通常の酸素を使ったエネルギー消費ができないため、乳酸という疲労物質が蓄積する特殊な運動なのです。いくら彼でも、この速度でマラソンの距離を走ることはできません。

通常の歩く速度は、1時間あたり4km（4000m）とされていますから、100mでは1分30秒に当たります。1分間に私たちは約18回の呼吸をしています。

一回の呼吸では、500mℓの空気を吸ったり吐いたりします。100mを普通に歩くと1分半の間に、14000mℓの空気を呼吸することになります。

空気には20％の酸素が含まれていて、そのうち4～5％ぐらいを体に取り込んでいます。なんと、100m歩くだけで、純酸素で約650mℓ相当を体に取り込むことになります。血液に溶けた酸素は、体のエネルギーを燃焼させるために使われます。

短時間に無呼吸で駆け抜けるよりも、ゆっくりでも呼吸を繰り返しながらできるだけ長く歩くことが、エネルギーを燃やすことにつながります。辛くない程度にゆっくり、長く。「ロング・スロー・ディスタンス」が基本です。

ウオーキング、水泳、エアロバイクやいろいろなダンス……。運動にはたくさんの種類があります。何をどうやったらよいのか、迷うかもしれません。でも原則はたった一つです。「酸素をできるだけ多く体に取り込み、脂肪や糖をできるだけ多く燃やしてエネルギーを消費する」こと。それだけです。

脂肪を燃やす運動とは――最大脂質燃焼量

運動はめんどうくさいし楽しくない……と思われるかもしれません。家でじっとしていたい、と思うかもしれません。でも、辛さは運動強度によります。

短距離ランナーのような運動は激しい運動の代表で、人間はこのような無酸素運動を続けることは疲れてしまってできません。大変に都合の良いことに、坂本《さかもと》静《しず》男《お》教授(早稲田大学スポーツ科学学術院)は、「強い運動は効果がなく、『これで運動になるのかな』と思うくらいの運動を継続的に行なうほうが生活習慣病に効果があります。これは〝最大脂質燃焼量〟と呼ばれています」と明らかにしています(注27)(図13)。

心拍数を利用して、自分で最適な運動強度を探す方法があります。

運動量を少しずつ上げていき有酸素運動をする限界を超えると、筋肉はけなげにも酸素を燃やすことを止めてとりあえず目の前の作業をこなそうとし、有酸素運動をあ

図13　運動量と脂肪燃焼　G：糖質　F：脂質　HR：心拍数

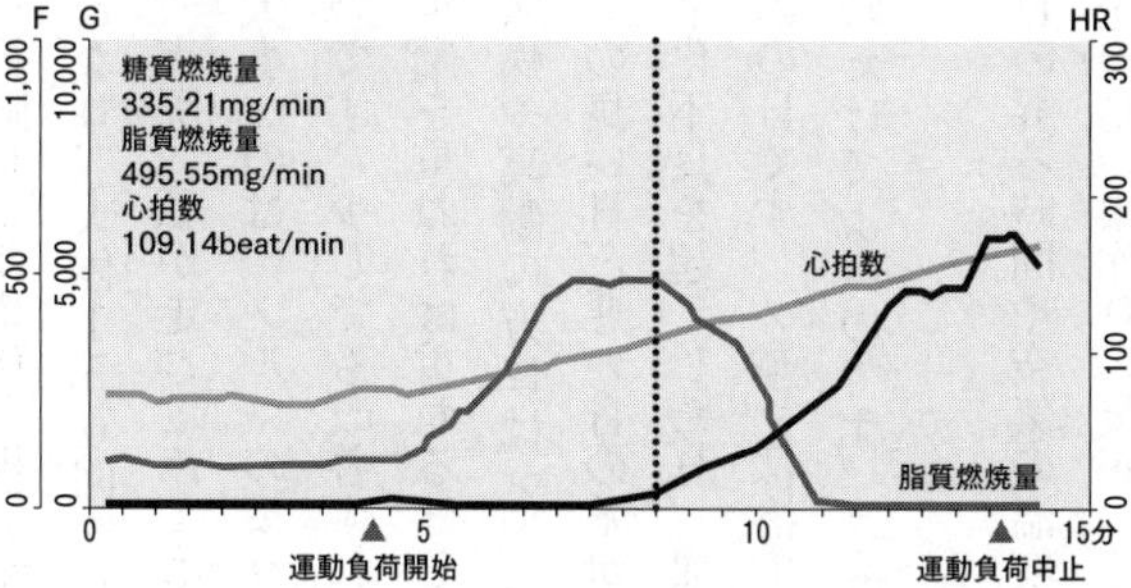

運動量と脂肪燃焼の効率。運動強度を強めていくと脂質燃焼量が増加する。しかし、ある程度の強度を超えると、逆に急激に脂質燃焼量が減少する。坂本氏の検討では、40～50%の運動量が、最も効率よく脂質が燃焼される最大脂質燃焼量を呈していた

きらめて、無酸素運動に切り替わります。そのポイントを「乳酸性作業閾値《いきち》」（LT値：Lactate Threshold）とか「無酸素性作業閾値」（AT値：Anaerobic Threshold）と呼びます。LT値を超えてはいけません。

このLT値は、心拍数から以下の式で計算できます。

LT値＝｛最大心拍数（220－年齢）－安静時心拍数｝×0・75＋（安静時心拍数）

たとえば、40歳の人で、安静時に70回ぐらいの脈拍数（心拍数）だったとすると、

LT値＝｛（220－40）－70｝×0・75＋70＝152・5

となり、大体150回ぐらいの心拍数の運動になります。参考にしてみてください。実際に私が走ってみても、この簡易的LT値の心拍数以下だと息切れしません。

大事なのは、ノルマのような数字の目標を作らないことです。心に秘めていればよいのです。少しでも改善すれば、自分をほめてあげましょう。

年齢を重ねれば重ねるほど、その日の体調に差が大きくなってきます。たとえば、糖尿病や高齢の方にはシックデイ（病日《やまいび》）という概念があります。体のコンディションの良い日と悪い日の差が大きいため、シックデイの時には特別な病気ではなくても消化不良を起こしたり、血圧や血糖値が不安定になったりします。シックデイはお休みの日です。ノルマは捨てて、その代わり長く続けることにしましょう。具合が良い時だけでよいのです。それが一カ月になり、数カ月になれば、もう本物の習慣です。

日の昇る時間や空気の温度の変化、鳥や虫の鳴き声、足元の草などの移り変わり、春先の鳥の巣作りに気がつくかもしれません。夜は星座の動きや月の満ち欠けを感じます。風や匂いで周りの季節の変化を味わうと、自分の体のエネルギーのフローが感じられるでしょう。メタボリックシンドロームの解決は、体重や採血のデータといった数字だけのことではありません。生きている自らの体の良い変化を楽しみ続けることなのです。

3　メタボリックシンドロームの経済学

薬からの脱出

薬を飲んで、コレステロールや血糖値、高血圧を正常化させられるようになりました。でも、考えてみてください。一錠薬を飲む前と飲んだ後でも、その人の体型には変化ありません。抱えている脂肪細胞やサビついた脳や筋肉はそのままです。薬剤によるリスク低下は限定的なものであることは一目瞭然です。とってもシンプルなことです。

高血圧と高脂血症を例にとって、具体的に考えてみましょう。肥満とともに高血圧になってきたので、薬剤で血圧とコレステロールを正常化させたとします。心筋梗塞や脳梗塞といった合併症が起きる率が高くなるので、治療を行なって合併症の予防を図ろうというものです。

たとえ数字的に血圧やコレステロールが正常化しても、肥満が改善しなければ善玉アディポサイトカインの働きは低下したまま、インスリン抵抗性も残ったままでしょう。異所性脂肪のマクロファージも炎性を起こし続けています。睡眠時無呼吸症もそのままです。アルコールやタバコを摂取し続ければ、動脈硬化は進行し、サーカディアンリズムも崩れたままかもしれません。

信頼できる医学雑誌に、「減塩は心筋梗塞などの心血管系の病気のリスクを低下させて、高血圧治療薬よりもパフォーマンスが良い」という論文が掲載されました（注28）。減塩は体の中を正常化させて、その一部として血圧低下をもたらします。体内環境を整える食事療法のほうが、薬剤よりも多面的に体に良い影響を与える上に、コストパフォーマンスも良いというわけです。

糖尿病も痛風も同様です。薬剤で血糖値を正常化させることは最後の工夫の一つにすぎません。薬を使って数値を正常化させても、体内の環境が正常化したわけではないことを忘れてはいけません。

メタボリックシンドロームを放置すると、お金がかかる

厚生労働省の発表によると、平成20年の死亡数は、死因順位別で第1位は悪性新生物（がん）で34万2849人、第2位は心疾患18万1822人、第3位は脳血管疾患12万6944人となっています。

衛生状況が悪かった頃は、死因に結核や肺炎が上位でした。その後食生活の変化により、欧米のようにメタボリックシンドロームから引き起こされる心疾患や脳梗塞などの脳血管障害が2位、3位を占めるようになりました。合計すると30万人近くに上り、がんに迫る勢いであることがわかります。

心臓病や脳卒中の啓発を行なっている日本心臓財団によりますと、急性心筋梗塞の治療は240万円、追加の処置が必要だとさらに金額がかかります。脳梗塞や脳出血の医療費も同じぐらいかかります。一度、こういった病気を患《わずら》うと入院中は三割負

担で計算しても月に数十万かかる計算となります。

退院後、再発予防の内服薬を続ける必要が出てきます。血栓を出来にくくさせる薬が1日270円、高血圧の薬などが180円ほどかかるとすると、1日450円ほどとなります。三割負担だと1カ月では4050円、1年で5万円ほどかかることとなります。さらに、体を動かしたり、物を考えたりする機能に障害が残ってしまうと、働くことを制限しなくてはならず、生産性の低下は避けられません。

予想できない天災や事故と異なり、メタボリックシンドロームは自分で工夫するだけで、こういった病気による将来の経済的負担を回避することが可能です。

生活習慣改善がめざすもの

厚生労働省は、「21世紀における国民健康づくり運動（健康日本21）について」という、体から心に至るまで網羅された健康に対する指針を公表しています。このなかで、早世（寿命が短くなること）や障害を起こす原因が、完結にまとめられています（図14）。また、運動をすることが心筋梗塞や糖尿病に良い効果を持つことも触れられ

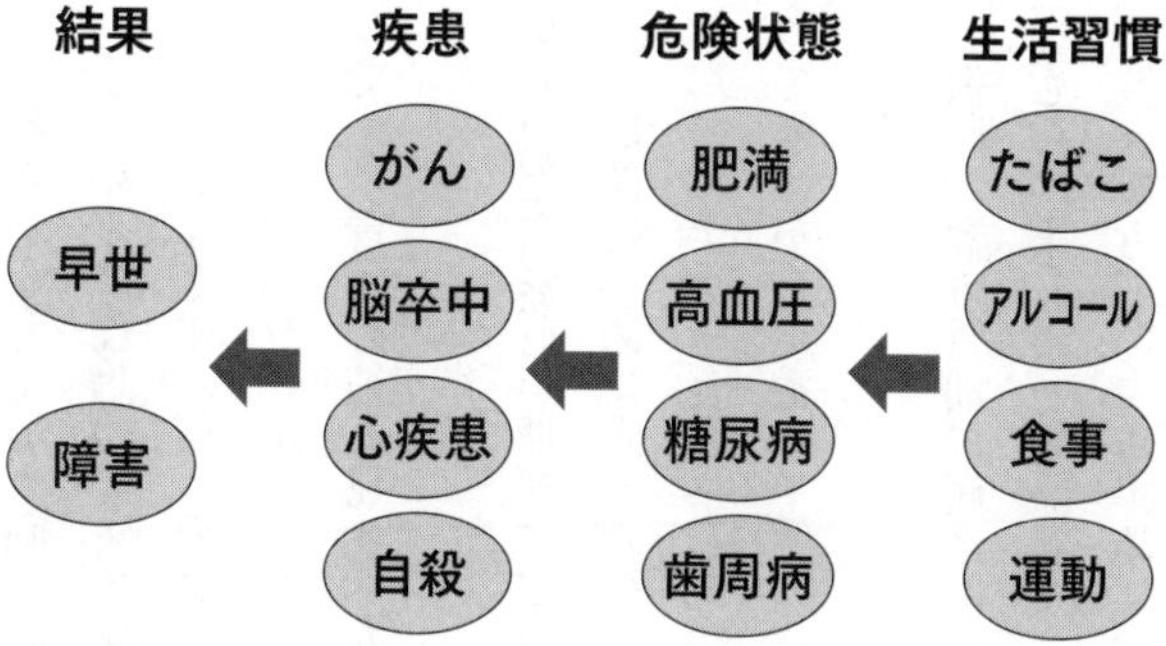

図 14　早世、障害につながる危険因子（「健康日本 21」厚生労働省）

ています。睡眠も重要で、ストレス、自殺対策と並ぶほど大きな問題として取り上げられています。

この報告の中では、がん、メタボリックシンドロームによる動脈硬化性の疾患、精神疾患の予防と対策が重要とされています。メタボリックシンドロームとがんやうつには強い関連があります。この3つの中で、自分が主体的に関わって改善できるのはメタボリックシンドロームの改善だけです。

SF小説によく、パラレルワールドが登場します。過去の行ないが変化したためちょっとずつ違う未来になっていくというものです。バタフライ・エフェクトは、蝶が羽ばたく空気の振動のようなわずかな変化でも回り回ると、遠くの気象変化という大きな現象になっていくという、カオス理論の譬《たと》えです。

わずかな変化の積み重ねが、大きな人生の変化を生み出します。最後に冒頭に登場した男性のパラレルワールドをちょっと覗いてみましょう。人生は小さな分岐路の連続です。冒頭の彼と見比べながら読んでみてください。

気持ちのよい新しい朝がやってきた

彼は前日早めに眠ったので、目覚まし時計が鳴る前に起きました。顔を洗い、水を飲んでバナナを食べました。最近はいつも、出社前に30分ぐらい散歩しています。帰ってきてから定番の半熟の目玉焼きの朝ごはんを簡単に摂って、身支度を整え出社しました。

彼は、数カ月前に産業医の先生から生活習慣について基本的なことを教わり、資料をもらいました。熟読して、自分なりの方法を工夫していきました。

彼は最近、いつも早めに会社に到着しています。その日は机の上に何かメモが置いてありました。追加の仕事の指令でしたが時間に余裕があるので、関連部署に連絡をとって問題を解決してしまいました。朝の運動によって冴《さ》えた頭を持ち、早めに来ていて仕事ができる彼は、会社の中でも信頼が急上昇中です。

喉が渇いたので以前のように廊下に置いてある自動販売機に行き、栄養ドリンクと清涼飲料水の前で迷いましたが、買うのはやめました。「炭酸飲料には角砂糖10個も砂糖が入っているもんな」清涼飲料水に含まれる糖分を含め、炭水化物を減らすようにしています。給水器のミネラルウォーターを飲むことにしました。

好みと味覚の変化

彼は、朝の連絡のお陰で余裕で午前中に回るべき会社を回り終えました。さらに山積した仕事すらも終えて、少しウキウキです。朝ごはんを食べているので、あまりたくさんは食べたくありません。最近は野菜の美味しさにめざめ、シャキシャキしたサラダをコンビニや、近くのスーパーで買っておくことにしています。

今日は自分へのごほうびと考え、彼はカツ丼屋に行きました。「キャベツ大盛り、ご飯ちょっとでいいよ」と彼は店員さんに言います。ホクホクのカツ丼が届きました。彼は、まずキャベツを沢山食べ始めました。そして、セットになっている味噌汁を飲みほしました。そして、またキャベツを食べます。一服してから、おあずけになっていた熱々のカツ丼をゆっくり嚙み締めながら食べました。もうすでにお腹いっぱいになってきています。ご飯をちょっと食べておしまいにしました。

「食事の3カ条はひもじくなくていいな。ソースをビシャビシャかけていたのも懐かしい。かけなくても、十分塩味が感じられるようになったし、夏のキャベツの甘味もわかるようになった」

店を出て数歩歩くと、携帯のバイブレータがブルブルいいました。万歩計が今日の目標をすでに達成してしまったことを伝えています。「工夫すれば車移動でも、毎日の目標達成は余裕、余裕。そういえば、こういった運動をニートっていうんだっけな」と思いました。

夕方になり、「仕事、終わりそうなんだろ。今日、一杯どうだい?」と、同僚が後ろから肩をポンとたたきました。「俺は、昼飯カップラーメンだったんで、飲みに行きたい気分なんだ」「そうだな、こっちのほうはうまく片づいたし、飲みに行くか」彼は答えました。

「ところで、お前、この前の検診で、肝臓の数字わるかったんだろ?」友人が聞きます。「あははは、いつの話してんだよ。脂肪肝は食事に気をつけて歩くだけで治っちゃったよ」「そういえば、最近、お前引き締まった感じするしな。お先に格好良くなってごめんな、なんて許さないぜ。俺は尿酸値が急上昇中だぜ。薬要らないって言われているからOKだけど。さっさと最後の仕事しあげて飲みに行こうぜ」悪友は親指で外を指さしながら言いました。

「尿酸値が上がってきているのは良くない前触れなのにな」彼はそっと思いました。

アルコールとうまく付き合う

「こっち、こっち」彼が行きつけの居酒屋に入ると奥のほうから友人が手を振っておいでおいでをしています。小さなテーブルの前に座ると、目の前には熱々のモツの煮込みから湯気が立ち上っていました。「とりあえず、中生ビール」友人は店員さんにオーダーをしました。「俺はサラダから始めるよ。店員さん、サラダ持ってきて」。店員さんが「お客さんラッキーですね。今日は、北海道フェアで、トマトとか美味しい野菜が届いています」と答えます。「体に気をつけているんですね。だったら、今日はとれたてのホッケやサンマも届いていますよ。どうです？」

「ああそうなんだ。じゃあ、サラダのあと、焼き魚お願い。汁物ある？」と彼は聞きました。「お客さん、それなら、焼き魚をサンマにしましょう。あら汁をサービスできますから」「お、それはいいね。サンマはω3（オメガスリー）が多いしね。あら汁早めにもってきてね」「オマエガ何とかってなんだい？」友人が聞きます。彼は本を読んで覚えている範囲で、ω3の話を友人に教えてあげました。

早寝早起き、腹八分目、酒ちょっと

仲間との酒は楽しいものです。彼は、サラダを食べてあら汁を飲んで、またサラダを食べています。合間に少しだけビールを飲んでいます。「塩辛や、ステーキ頼むかい？」「いや、いいや。俺焼き魚を待ってるから」実は、彼はサラダとあら汁で、ずいぶんお腹いっぱいになってきていました。ビールも半分で十分です。朝、昼とちゃんと食べているので、夜の食事は量は要《い》らなくなっていました。

ビールの後の日本酒をどんどん飲む友人を尻目に、彼は時計を確認しました。「お待ちどおさまです」焼き魚がやって来ました。友人は、日本酒片手に、モツの煮込みや焼き鳥をパクパク食べています。彼のほうは、魚を食べ終わると、本当にお腹いっぱいになってしまいました。

「俺、腹減っちゃったな。なんか、ガツンと炭水化物食べたいよな。お好み焼きにしようかな、焼きそばにしようかな」と友人が言っていると、店員さんがやって来ました。「ヘルシーな店主の手打ちザルソバいかがですか？　お二方分で、お一方分の値段にさせていただいた上に大盛り無料です」

「お、いいね。ソバって日本酒に合うんだよね。ラーメンよりカロリー低めでいいんじゃない？」と陽気な友人もすすめます。でも、彼は「俺、腹いっぱいだからいらないや」と言って、にっこり断わりました。「こいつ、アルコールで食欲増進してるんだ。判断力も落ちて、まだまだ飲みそうだし。俺も昔はこうだったんだな……」

友人が届いたソバをすすっているのを横目に、彼は再度時計を確認しました。「俺、もう帰る時間だから」と、やんわり切り上げることにしました。彼は「今は、蓄積型の酵素が働いている時間だから炭水化物はなおさら危険」と考えていました。それに明日の朝は、散歩から少しジョギングにしてみようと計画してシューズも購入していました。散歩じゃ物足りなくなっていたからです。彼はウキウキしながら心の目標を上げていたのです。「俺、朝に運動するようになってから、夜はすぐ眠たくなっちゃって……ごめんな。先帰るよ」彼は友人に言いました。

「お前だけ健康的になってずるいな」友人が答えます。

「お前だって、やろうと思えばできるはずだ。おんなじ店で食ってんだからさ。俺は明日の朝走りたいから、その目標のために今日は帰るだけさ。やらないとスッキリしないんだよ。それだけさ。あ、そうそう、いい切り抜き財布に入れてきたからあげるよ。『健康のための7つの習慣』っていうんだ。参考にしてくれ。じゃ、明日」友人はうつろな目で、彼の切り抜きを片手にひらひらとバイバイしています。

外にでてみると満天に星が輝いていて、大きな満月が浮かんでいました。涼しい初夏の風の中をてくてく歩きながら、「早寝早起きの体のリズムは、サーカディアンリズムっていうんだっけ」彼は思い出していました。「さあ、明日も頑張ろう」体が楽になってから、仕事の切れ味がよくなっていて充実感いっぱいです。

未来は変わる

同じ生活を続けていく彼の友人と、正確な情報を元に生活を見なおした彼の未来は、メタボリックシンドロームだけでなく、仕事の面でも大きく異なっていくことがわかっていただけたと思います。

友人が切り抜きを読んで、変わっていけばそれこそバタフライ・エフェクトです。毎日のほんの少しの習慣の変化が大きな違いを生んでいきます。

これで、糖尿病と痛風をめぐるお話はおしまいです。「食・環境ストレス」を減らして、より良き人生を歩んで行きましょう。後は実践あるのみ。

明日の朝、ちょっと早起きしてみましょう。幸運を祈っております。

コラム　未来を変えられるのは、自分しかいない

喫煙の害は改めて触れるまでもありません。「健康のための7つの習慣」でも、アルコールは飲むなら少量という表現だったのに、タバコは絶対禁止の項目になっていました。喫煙は、ニコチンによる血管収縮作用、一酸化炭素による心肺機能低下、タール類による発がん性が明らかです。メタボリックシンドロームへの悪影響も指摘しました。

私は、その上に運動能力の低下の害も挙げたいと思います。喫煙者は、運動能力が落ちます。慢性の一酸化炭素中毒状態なので、血液が十分酸素を運べずに、すぐ息切れしてしまいます。さらにやっかいなのは、喫煙は、心筋梗塞や脳梗塞、肺気腫などの不可逆性の変化を起こしてしまうことです。いったんそういった病気をしてしまうと、体の不自由のためメタボリックシンドロームの鍵をにぎる運動が強く制限されてしまいます。人は大病をしてから、やる気がでることもあるものです。でも、そういったときに限って何もできない状態になっているものです。

ヘビースモーカーだったある患者さんは、寝そべっている時に小さなお子さんが遊んでほしくて体の上に飛び乗ってきたのをきっかけに、胸の痛みが続くため外来にいらっしゃいました。レントゲンを撮影すると、がんの浸潤《しんじゅん》による肋骨骨折でした。よく調べてみると、大腸にも別ながんがありました。無邪気な小さなお子さんと奥さまの涙をたたえた顔は、今でも忘れることができません。ご本人は、喫煙の習慣を激しく後悔されていました。そして、いつまでもお子さんの頭をなぜていらっしゃいました。

心筋梗塞後も喫煙している方もいらっしゃいます。私は、そういった悲しい人々にたくさんお会いしてきました。習慣とは変えられるものです。未来は、自分で変えることができるはずです。自分の未来を変えられるのは、自分だけです。

おわりに

私は卒業後、運動する時間が減り、当直することも多くなりました。それに伴《ともな》い、夜食というよりも夜中食が増えていきました。救急外来のせまい詰所で、近くの中華料理店から届くラーメンを、仲間とするのがごちそうでした。いつ呼び出しがあるかわからない中、カップラーメンや菓子パンにありつければ幸運という時代も長く過ごしました。仕事の合間をぬって、日内リズムなんて無視してドカ食いをしてそのまま詰所のソファーで寝ることもよくありました。

そんな不規則な日々の中、体脂肪率は35%を超えていきました。

いつも「忙しいから食事は不規則でしかたがないし」「パソコンを使ったデスクワークは長時間だから」「この体型からの脱出も、走ることも泳ぐことも、もうきっと無理なのだろう」とあきらめていました。この体型も、仕事の結果なら甘んじて受け入れざるをえないのだ、と。世の中が便利になり、肥満はあまり不都合を感じさせません。

ところがある時、血圧が高くなっていきました。自分自身が不摂生でお医者さんにかかるなんて情けないことです。栄養士さんに聞いたとおりに食事を制限しても効果なく、低GIといわれる玄米や黒パン、パスタなどをずいぶん試しましたが無駄でした。今自分が目の前にしているメタボリックシンドロームは、私には強敵すぎるのか、どうしたらよいのか何もわかりませんでした。私の体は、どんどんインスリン抵抗性にむしばまれていきました。不規則な生活とストレスの多い医師には多いパターンかもしれません。

状況が反転したのは最新の論文を読み、試行錯誤を繰り返して、「ロング・スロー・ディスタンス」の運動に食事療法を加えてからでした。本文でも触れた、低炭水化物地中海食（LCMD）や、温野菜→汁物→一服休憩→タンパク質→炭水化物少しという方法をつづけました。外来でお話しして、患者さん方も同じ方法でメタボリックシンドロームを脱していきました。

マジックのタネのように、成功の秘訣はわかってしまえば簡単なことです。今では、長時間走ったり、泳いだりできる体を取り戻しました。

それこそ牛のように「ゆっくりゆっくり」の改善でした。少し動けるようになった頃、焦《あせ》って運動したために関節を痛めたこともありました。しかし、それも勉強になりました。脳の仕組みを考え、体の声を聞く耳が必要です。本書で記したように脳が体をコントロールし、運動が脳を支えている、という相互連携を知る必要があります。大切なことは、脳にブレーキを踏ませることなく、楽しく持続していくことです。解決方法が日常の習慣になれば、もう大丈夫です。

本書に述べましたように、メタボリックシンドロームはアルツハイマー病の強力なリスク因子でもあります。高炭水化物、ω3不足などの不適切な食事と運動不足↓少し肥満↓アディポネクチンとレプチンの効果低下、インスリン抵抗性増大↓より肥満↓痛風の発症や、心肺機能低下↓運動が行なえない体↓肥満状態の継続↓動脈硬化や肝硬変、腎機能障害、アルツハイマー病の発症↓メタボリックシンドロームから離脱不可能という悪循環に陥らないようにしましょう。アルコールとタバコはこの悪循環を加速します。

最近では、血圧や採血データに設定された「正常値」とされる値の持つ意味に疑問を持つ医師も増えてきています。医薬品の売上高を考える製薬メーカーのインセンティブが人々の健康を蝕む危険性も指摘されています。高価なだけで意味のないサプリメントも同様です。そういった悩みも体が良くなってしまえば、無縁のことです。

これまで、『副作用』、『知らずに飲んでいた薬の中身』（ともに祥伝社新書）を通して、少しでも人の体のメカニズムに理解が深まることを切に願って書き進めてきました。書籍から得られた正しい知識は、いろいろな玉石混淆《ぎょくせきこんこう》の情報に溺れそうになるインターネット社会の中でも読者を守ってくれるのではないかと信じています。

私たちの体は太古の昔から受け継いだ姿のままです。人間の体の自然の仕組みに沿って解決することが、遠回りのようで一番の近道で、しかも安上がりです。自然の発露である生命体の人間には、自然の法則に従った時にだけ追い風が吹きます。私は、そういった商業主義ではない正しい良心的な医療を「オーセンティック・メディシン」（信頼に値する医療）、と呼ぶことにしています。

そして、少しだけでもメタボを解決すると、ごほうびがたくさん見えてきます。体力がついて動きやすくなり、見栄えもよくなって、洋服の選択肢が広がります。肌や血管などの若返りも期待できます。女性には朗報でしょう。さらに肉体の美しさだけでなく、何かを成し遂げているという日々の充実感は、精神的な積極性につながります。運動が育てた脳の活性化により、仕事にも「切れ」が出てきます。たまに休むことがあっても、ずっと生活の一部として習慣化して持続させていくことが何よりも大切です。

最後に、所属する東京医科歯科大学神経内科の水澤英洋教授には、今回も良きアドバイスをいただきました。水澤先生は、最先端の脳科学だけでなく、「食・環境ストレス」を減らして脳を健《すこ》やかに保って健康的な老後を過ごすためのスキルについても、市民向け講演会を精力的に行なっていらっしゃいます（また、医科と歯科の連携にもご助力いただいています）。

岩坪威教授（東京大学医学系研究科・神経病理学分野）からは、糖尿病と認知症についての図のご提供やアドバイスをいただきました。恩師である道川誠教授（名古屋市立大学　加齢病態制御学）からは、認知症とコレステロール代謝についてのアドバイスをいただきました。メタボから脱出しつつある神子修一さん（元新潟県知事政策局広報監）にもご尽力いただきました。

また、快く資料を提供してくださった新潟市、セブン&アイ・ホールディングス、フクダ電子、キッコーマン、マルハニチロ、赤穂化成の各社をはじめ各製薬企業の方々へ御礼申し上げます。ならびに地中海食のレシピを創作していただいている三軒茶屋の「il Piatto」の角濱シェフにお礼申し上げます。彼のアイディアは独創的で、しかも大変美味しいものです。いつの日かレシピ集を作りたいと思っています。

医療者のあり方を体現してくれている父、水泳と陽気さを私に教え大病を患う母、本のヒントを授けてくれた家族にも感謝しています。巻末のポートレートは、病を克服した元気なプロカメラマン山岸伸《やまぎししん》さんにお願いしました。多くの人に支えられ、この本は完成しました。ありがとうございました。

私は、この文章をつづった後晴れた夏の陽の光の中を走ろうとワクワクしています。またお会いできる日を楽しみにしています。

注

(1) The New Obesity Campaigns Have It All Wrong; Gary Taubes, Newsweek 2012 May

(2) Dysfunction of lipid sensor GPR120 leads to obesity in both mouse and human. Nature 483,350-354, (15 March 2012)

(3) Consumption of n-3 Fatty Acids and Fish Reduces Risk of Hepatocellular Carcinoma. Sawada N, et al.; Japan Public Health Center-Based Prospective Study Group. Gastroenterology. 2012 Jun;142 (7):1468-75.

(4) The effect of borderline diabetes on the risk of dementia and Alzheimer's disease. Xu W, et al. Diabetes. 2007 Jan;56 (1):211-6.

（5）日本医事新報２００６年10月7日号
（6）Drug treatment of hyperlipidemia in women. Walsh JM, Pignone M. JAMA. 2004 May 12;291（18）:2243-52.
（7）コレステロールとアルツハイマー病　コレステロールのパラドックスをひも解く　道川誠・柳澤勝彦「医学のあゆみ」２２０巻5号　２００７年2月3日
（8）Weight Loss with a Low-Carbohydrate, Mediterranean, or Low-Fat Diet. Iris Shai, et al. N Engl J Med 2008;359:229-41.
（9）「海の深層水天海《あまみ》の水　硬度１０００」を用いたマグネシウムによる片頭痛予防作用大和田潔、境剛史（赤穂化成）、能美茂（赤穂化成）、日本補完代替医療学会、２０１０
（10）Japan medical society　２０１2年6月　野村元久主幹
（11）「歯周病と生活習慣病の関係」財団法人８０２０推進財団、平成17年
（12）Coffee- Emerging health effects and disease prevention.2012 Wiley-Blackwell. Chap 8 Coffee and Type2 Diabetes Risk. Yi-Fang Chu, Editor

(13) N Engl J Med. 2012 May 17;366 (20):1891-904.Association of coffee drinking with total and cause-specific mortality. Freedman ND, Park Y, Abnet CC, Hollenbeck AR, Sinha R.

(14) 体の中でいろいろな物質が必要に応じて変化を受けることを代謝と呼びます。

(15) 日本痛風・核酸代謝学会ガイドライン改訂委員会編

(16) Molecular identification of a renal urate anion exchanger that regulates blood urate levels. Enomoto A. et al. Nature. 2002 May 23;417 (6887):447-52. Epub 2002 Apr 14.

(17) Pharmacokinetics and pharmacodynamics of febuxostat (TMX-67), a non-purine selective inhibitor of xanthine oxidase/xanthine dehydrogenase (NPSIXO) in patients with gout and/or hyperuricemia. Komoriya K. et al. Nucleosides Nucleotides Nucleic Acids. 2004 Oct;23 (8-9):1119-22.

(18) Decreased extra-renal urate excretion is a common cause of hyperuricemia.Nat Commun. 2012 Apr 3;3:764. doi: 10.1038/ncomms1756. Ichida K. et.al.

(19) 変異とは、正常とは異なる遺伝子の変化を指します。遺伝子の変異は、機能の低下を招くこともありますが、機能に影響しないことも多くあります。

(20) Exercise Increases Adiponectin Levels in Abdominally Obese. J. Saunders et.al. Journal of Nutrition and Metabolism Volume 2012（2012）

(21)「コレステロール値が高いほうがずっと長生きできる」（浜崎智仁著、講談社プラスアルファ新書）

(22)「迷惑な進化―病気の遺伝子はどこから来たのか」（シャロン・モアレム著、日本放送出版協会）

(23) Nature. 2012 Aug 29. doi: 10.1038/nature11432. Impact of caloric restriction on health and survival in rhesus monkeys from the NIA study.

(24) Exercise training and impaired glucose tolerance in obese humans.J Sports Sci. McNeilly AM. et al. 2012;30（8）:725-32. Epub 2012 Mar 23.

(25) Adiponectin is regulated differently by chronic exercise than by weight-matched food restriction in hyperphagic and obese OLETF rats. Kimura M. et al. Life

Sci. 2006 Oct 26;79 (22):2105-11. Epub 2006 Jul 12.

(26) Effects of an in-patient treatment program based on regular exercise and a balanced diet on high molecular weight adiponectin, resistin levels, and insulin resistance in adolescents with severe obesity. Gueugnon C. et al. Appl Physiol Nutr Metab. 2012 May 11.

(27) 日本医事新報 No.4301 pp16-19 (２００６年９月30日)

(28) Projected effect of dietary salt reductions on future cardiovascular disease. Bibbins-Domingo K.et al. N Engl J Med. 2010 Feb 18;362 (7):590-9. Epub 2010 Jan 20.

切りとり線

★読者のみなさまにお願い

この本をお読みになって、どんな感想をお持ちでしょうか。祥伝社のホームページから書評をお送りいただけたら、ありがたく存じます。今後の企画の参考にさせていただきます。また、次ページの原稿用紙を切り取り、左記まで郵送していただいても結構です。

お寄せいただいた書評は、ご了解のうえ新聞・雑誌などを通じて紹介させていただくこともあります。採用の場合は、特製図書カードを差しあげます。

なお、ご記入いただいたお名前、ご住所、ご連絡先等は、書評紹介の事前了解、謝礼のお届け以外の目的で利用することはありません。また、それらの情報を6カ月を超えて保管することもありません。

〒101―8701（お手紙は郵便番号だけで届きます）
祥伝社新書編集部
電話03（3265）2310
祥伝社ホームページ　http://www.shodensha.co.jp/bookreview/

★本書の購買動機（新聞名か雑誌名、あるいは○をつけてください）

＿＿＿＿新聞の広告を見て	＿＿＿＿誌の広告を見て	＿＿＿＿新聞の書評を見て	＿＿＿＿誌の書評を見て	書店で見かけて	知人のすすめで

★100字書評……糖尿病になる人　痛風になる人

名前
住所
年齢
職業

大和田 潔　おおわだ・きよし

1965年、東京都生まれ。福島県立医科大卒業後、武蔵野赤十字病院などで救急診療にたずさわる。東京医科歯科大学大学院にて基礎医学研究。青山病院を経て、「秋葉原駅クリニック（www.ekic.jp）」院長。頭痛やメタボリックシンドローム、DHAなどの記事を数多く執筆。日刊紙に医療コラムを連載中。総合内科専門医、神経内科専門医、頭痛専門医、医学博士、日本臨床栄養学会会員、東京医科歯科大学臨床教授。著書に『副作用―その薬が危ない』『知らずに飲んでいた薬の中身』（共に祥伝社新書）等がある。

糖尿病《とうにょうびょう》になる人《ひと》 痛風《つうふう》になる人《ひと》

大《おお》田《わ》和《だ》 潔《きよし》

2012年11月10日　初版第１刷発行

発行者……………竹内和芳
発行所……………祥伝社《しょうでんしゃ》
〒101-8701　東京都千代田区神田神保町3-3
電話　03(3265)2081(販売部)
電話　03(3265)2310(編集部)
電話　03(3265)3622(業務部)
ホームページ　http://www.shodensha.co.jp/

装丁者……………盛川和洋
印刷所……………萩原印刷
製本所……………ナショナル製本

Printed in Japan　ISBN978-4-396-11297-4　C0247